＜實習書＞
운동해부학

박인기 · 강경환 · 김정수 · 현광석

학 과	
학 번	
성 명	

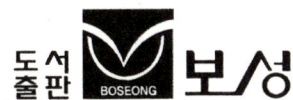

책 머 리 에

   십수년을 배우며 제자들의 배움과 학문연구를 도와왔다.

   마음에 드는 책을 펴내기로 마음먹고 출판한 것이 운동해부학이었으나 내용도 그렇고 오탈자도 많았다.

   그래서 이번에 다시 펴낸 것이 "운동해부학과 실습"이다. 운동과 관계가 깊은 골격계, 근육계, 신경계, 순환기계, 소화기계에 대하여 그 형태와 구조를 이해하고 그 이해를 돕기 위해 색칠을 함으로써 이론과 실습을 겸하게 꾸며냈다. 내 몸을 그리는 마음으로 한 권의 멋있는 작품을 만들기 바란다.

   후학들의 배움에 많은 도움이 되길 바란다.

2009년 3월
저자 일동

차 례

◆ 책머리에

제1장 서 론 17

1. 해부학의 정의와 역사 17
2. 해부학의 용어 18
1) 해부학적 자세 18
2) 인체의 면 20
3) 체부의 구분 20
4) 위치의 용어 21
5) 움직임에 관한 용어 21
6) 형태에 관한 용어 22

제2장 인체의 구성 25

1. 세 포 25
1) 세포의 구조 25
2) 세포의 기능 27
2. 조 직 27
1) 상피조직 27
2) 지지조직 29
3) 근조직 32
4) 신경조직 32

차 례

제3장 골격계통 ·· 35

1. 뼈의 기능 ··· 35
2. 뼈의 종류 ··· 35
3. 관 절 ··· 36
    1) 부동성 결합 ·· 36
    2) 가동성 결합 ·· 38
4. 인체의 골격 ·· 38
    1) 구간골격 ··· 39
    2) 사지골격 ··· 48

제4장 근 육 계 ·· 65

1. 골격근의 구조 ·· 65
2. 골격근의 부착 ·· 66
3. 근의 형태 ··· 67
4. 동작의 기계적 원리 ·· 68
5. 부위에 따른 근육과 운동 ·· 69
    1) 배부의 근육 ·· 69
    2) 두부의 근육 ·· 75
    3) 경부의 근 ··· 77
    4) 흉부의 근육 ·· 80
    5) 복부의 근육 ·· 82
    6) 상지근 ·· 85
        ※근육운동의 조정작용 ·· 94
    7) 수 근 ·· 95
    8) 하지의 근육 ·· 97

제5장 신경계 ……………………………………………… 113

1. 중추신경계 ……………………………………………… 114
   1) 뇌 ……………………………………………… 114
   2) 척 수 ……………………………………………… 117

2. 말초신경계 ……………………………………………… 118
   1) 뇌척수신경 ……………………………………………… 118
   2) 자율신경 ……………………………………………… 125

3. 신경계의 전도로 ……………………………………………… 127
   1) 구심성전도로 ……………………………………………… 127
   2) 원심성전도로 ……………………………………………… 128
   3) 반사궁 ……………………………………………… 129

제6장 순환계 ……………………………………………… 131

1. 심 장 ……………………………………………… 131
   1) 심장벽 ……………………………………………… 131
   2) 심장의 내부 ……………………………………………… 132
   3) 심장의 혈관 ……………………………………………… 133
   4) 심방의 자극전도계 ……………………………………………… 134

2. 전신의 혈관 ……………………………………………… 135
   1) 두경부 동맥과 정맥 ……………………………………………… 136
   2) 상지의 동맥과 정맥 ……………………………………………… 138
   3) 흉부와 복부의 혈관 ……………………………………………… 142
   4) 골반과 하지의 혈관 ……………………………………………… 143
   5) 임파계 ……………………………………………… 146

3. 혈액의 순환 ……………………………………………… 147

차 례

제7장 소화기계 ·· 149

    1. 입 ··· 149
    2. 인 두 ·· 149
    3. 식 도 ·· 150
    4. 위 ·· 151
    5. 소 장 ·· 152
    6. 대 장 ·· 153
    7. 간 ·· 153
        1) 간의 구조 ··· 154
        2) 간의 기능 ··· 154
    8. 췌 장 ·· 154

   ◆ 부록(해부학용어) · 157
   ◆ 참고문헌 · 178

표 차례

<표 1>   체부의 구분 20
<표 2>   근의 분류 32
<표 3>   인체의 골격 39
<표 4>   상지골 48
<표 5>   하지골 54
<표 6>   근의 분류 69
<표 7>   배부의 천배근 69
<표 8>   늑골의 근 71
<표 9>   척주기립근 73
<표 10> 다열근 75
<표 11> 천흉근 80
<표 12> 전복근 83
<표 13> 측복근 84
<표 14> 상지대근 88
<표 15> 상완근 89
<표 16> 전완의 굴근 92
<표 17> 전완의 신근 93
<표 18> 손의 근육 96
<표 19> 대퇴전면의 근 100
<표 20> 대퇴의 내전근 102
<표 21> 대퇴후면의 근 104
<표 22> 하퇴의 신근 107
<표 23> 하퇴의 굴근 108
<표 24> 발의 근육 111
<표 25> 신경계의 구분 113
<표 26> 자율신경계의 기능 125

그림 차례

[그림 1] 해부학적 자세와 인체의 면 19
[그림 2] 엄지손가락의 운동 22
[그림 3] 세포의 미세 구조 26
[그림 4] 표면상피 28
[그림 5] 내분비선과 외분비선 28
[그림 6] 뼈의 구조 31
[그림 7] 신경세포 33
[그림 8] 관절의 종류 37
[그림 9] 이소골 40
[그림 10] 설 골 41
[그림 11] 두개골의 전면과 측면 42
[그림 12] 두개골의 후면 42
[그림 13] 척추와 척주 44
[그림 14] 흉곽 후면 46
[그림 15] 흉곽 전면 46
[그림 16] 견갑골 늑골면과 배면 50
[그림 17] 요골과 척골의 전면과 후면 52
[그림 18] 오른쪽 수골의 전면과 후면 53
[그림 19] 여자의 골반 55
[그림 20] 관골의 외측면 55
[그림 21] 대퇴의 전면과 후면 56
[그림 22] 슬개골 56
[그림 23] 경골과 비골 57
[그림 24] 오른발의 등쪽과 바닥쪽 58
[그림 25] 견관절 전면 59

그림차례

[그림 26] 주관절 내측면 ·· 60
[그림 27] 고관절 전면 ·· 61
[그림 28] 고관절 후면 ·· 61
[그림 29] 오른무릎 뒷면과 앞면 ······························ 62
[그림 30] 족관절 외측면 ·· 63
[그림 31] 골격근의 구조 ·· 65
[그림 32] 골격근의 부착 ·· 67
[그림 33] 근의 형태 ·· 67
[그림 34] 지레의 원리 ··· 68
[그림 35] 견갑골 부착근(後) ····································· 70
[그림 36] 광배근 ··· 71
[그림 37] 등과 목의 근육 ·· 72
[그림 38] 심배근 ··· 74
[그림 39] 두부의 근(표정근과 저작근) ······················ 76
[그림 40] 익돌근 ··· 77
[그림 41] 경부의 근 ·· 78
[그림 42] 후경부의 근 및 사각근과 추전근 ··············· 79
[그림 43] 천흉근 ··· 81
[그림 44] 전복근 ··· 82
[그림 45] 측복근(내복사근과 외복사근) ···················· 83
[그림 46] 요방형근과 횡경막 ··································· 84
[그림 47] 상지대근 ··· 85
[그림 48] 상완 전후의 근 ·· 86
[그림 49] 전완 전면의 근 ·· 90
[그림 50] 전완 후면의 근 ·· 91

그림 차례

[그림 51] 손의 근 95
[그림 52] 내관골근 97
[그림 53] 외관골근 98
[그림 54] 대퇴전면의 근 99
[그림 55] 대퇴의 내전근(전면과 후면) 101
[그림 56] 대퇴후면의 근 103
[그림 57] 대퇴의 외전근 105
[그림 58] 비골근 106
[그림 59] 하퇴의 신근 106
[그림 60] 하퇴의 굴근 107
[그림 61] 발등의 근육 109
[그림 62] 발바닥의 근육 110
[그림 63] 뇌의 우측면 114
[그림 64] 대뇌반구와 기능영역 115
[그림 65] 척수의 후면과 측면 117
[그림 66] 신경계의 전경 122
[그림 67] 상지의 신경 123
[그림 68] 하지의 신경 124
[그림 69] 교감신경 126
[그림 70] 건반사 128
[그림 71] 단순반사궁(슬개반사) 129
[그림 72] 복합반사궁 130
[그림 73] 심장의 내부 132
[그림 74] 관상동맥(전면) 133
[그림 75] 심장정맥(전면) 134

그림차례

[그림 76] 두경동맥 ·· 136
[그림 77] 두경정맥 ·· 137
[그림 78] 상지의 동맥(左)과 정맥(右) ···················· 139
[그림 79] 흉부와 복부의 정맥 ································ 140
[그림 80] 간 문맥 ·· 141
[그림 81] 하지의 동맥 ·· 144
[그림 82] 임파관 ·· 145
[그림 83] 폐순환과 체순환 모형도 ························ 147
[그림 84] 소화기의 전면 ·· 150
[그림 85] 위 ·· 151
[그림 86] 간의 전면과 하면 ·································· 153
[그림 87] 췌장 ·· 155

그림에 색칠하는 요령

① 적어도 20가지의 색이 있는 색연필, wax crayons이면 좋다.

② 색칠하기 전에 그림 전체를 이해하고, 그림과 명칭의 색깔을 같게 칠한다.

③ 색의 선택은 자유로하나 인체의 그림에 일정하게 사용되는 색은 원칙을 지킬 것, 동맥을 적색, 정맥을 청색, 신경과 지방을 황색, 임파선은 초록색, 근육은 갈색으로 표시한다. 그러나 서로 다른 동일기관(ex : 서로 다른 동맥)을 구분할 때는 다른 색을 사용해도 된다.

④ 부위의 명칭과 같은 그림에는 같은 색으로 칠할 것, 한 페이지에 동일부위가 1회 이상 있을 경우 모두 같은색을 칠한다.

⑤ Abbreviation(약어)와 dhk symbol(기호)
   M = muscle   Ms = muscles   N = nerve   Ns = nerves
   A = artery   As = arteries   ns = not shown
   V = vein   Vs = veins   ╫ = not coloring

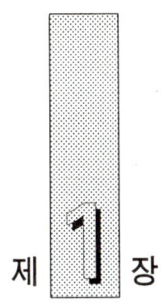

서 론

1. 해부학의 정의와 역사

 인체해부학(人体解剖學 : human anatomy)이란 인체의 구조와 형태를 연구하는 학문이다. anatomy는 그리스어의 ana(apart : 분리하다)와 tom(cut : 자르다)에서 유래된 용어이다. 의학도들은 우선 해부학이나 생리학을 배우므로서 인체에 관한 기초적인 지식을 습득한 후에 전문적인 분야의 연구를 하게 된다.
 사람의 건강을 유지·증진시킴으로서 윤택한 삶을 이룰 수 있도록 노력하는 것이 체육인의 임무라고 생각한다면, 체육인으로서 다른 학문보다도 먼저 해부학을 연구해야 한다고 생각한다.
 Hippocrates(460~377 B.C. Greece)는 처음으로 인체의 골격과 근육 그리고 신경에 관한 연구를 하였고 Arstoteles(384~320 B.C. Greece)는 동물을 해부하여 그 형태와 구조를 연구하기 시작하였고 Herophilos(약 300 B.C. Egypt)는 처음으로 인체를 해부하여 관찰하였으며 Galenus(130~201 Rome)는 원숭이를 해부하여 얻은 지식을 통하여 해부학의 많은 발전에 공헌했다.
 문예부흥기에 들어서 의학의 발달은 활발히 이루어졌다. Leonardo da Vinci(1452~1519)는 인체를 해부하여 많은 인체해부도를 남겼다.
 16세기에 이르러 Andreae Vesalius(1514~1564)는 「인체의 구조에 대하여」(1543)를 펴내어 해부학의 체계를 일신하였다.

17세기에 들어와 생리학의 대가인 William Harvey(1578~1657)가 혈액순환의 이론을 확립하였고, Robert Hooke(1635~1703)은 현미경을 통하여 세포를 발견하였다.

18세기에 들어와 병리해부학, 발생학, 조직학 등의 체계화가 이루어졌다.

19세기에는 현미해부학을 통하여 인체 각 기관의 구조에 관한 연구가 활발해졌다. 더욱이 생물체의 구조를 세밀히 관찰하여 개체발상과정을 연구하는 계통발생학이 발달하였다.

20세기에 들어와 Wilhelm Roux(1850~1924)는 실험발생학을, Mendel(1822~1884)은 유전학의 발달에 기여하였다.

우리 나라에서는 이조 광해군 2년(1610)에 명의 허준에 의해 동의보감 25권이 간행되었으며, 갑오경장이후 서양의학을 도입하여 연세대학교 의과대학, 서울대학교 의과대학, 고려대학교에 의과대학 등이 생겨 오늘에 이르고 있다.

2. 해부학의 용어(terminology)

해부학의 용어는 1955년 Paris에서 열린 국제 해부학회에서 제정한 P.N.A.(Paris Nomina Anatomica)가 사용되어 왔으나 최근에는 이를 영어화하여 사용되고 있다. 순수한 우리말의 새로운 용어가 제정되었으나 아직 활용단계는 시간이 걸릴 듯 하다.

1) 해부학적 자세(anatomical posture)

인체 각부의 구조와 형태를 확실하게 표시하고 통일성 있게 기술하기 위한 자세로서, 사람이 바로 서서 눈은 정면을 바라보고, 팔은 똑바로 내려 봉합선에 붙이고 손바닥이 앞을 향하게 하며, 엄지발가락과 뒷꿈치를 서로 맞닿게 한 상태를 말한다.

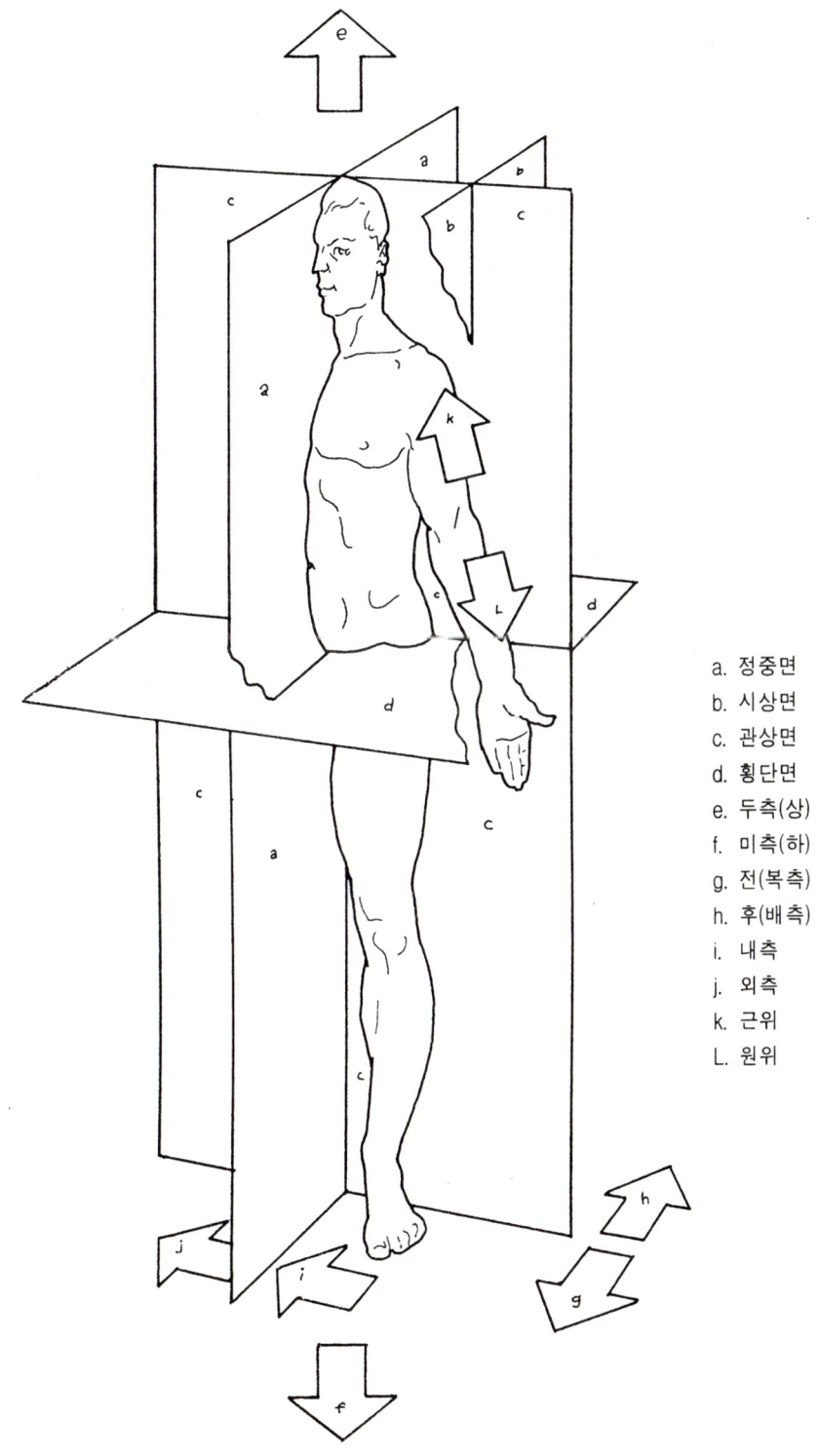

〔그림 1〕 해부학적 자세와 인체의 면

a. 정중면
b. 시상면
c. 관상면
d. 횡단면
e. 두측(상)
f. 미측(하)
g. 전(복측)
h. 후(배측)
i. 내측
j. 외측
k. 근위
L. 원위

2) 인체의 면

① 정중면(正中面 : median plane) : 인체의 전후를 지나는 좌우 대칭의 수직면이다.
② 시상면(矢狀面 : sagittal plane) : 정중면에 평행인 무수한 면이다.
③ 관상면(冠狀面 : coronal plane) : 전두면(前頭面 : frontal plane)이라고도 하며 인체를 앞뒤의 둘로 나누는, 정중면과 수직인 면이다.
④ 수평면(水平面 : horizontal plane) : 횡단면(橫斷面 : transverse plane)이라고도 하며 인체를 상하의 둘로 나누는 면이다.

3) 체부의 구분

인체는 외형면에서나 내부 구조면에서 볼 때 머리(head), 목(neck), 가슴(breast), 배(abdomen), 팔(upper extrimity), 다리(lower extrimity)의 6가지 체부(体部 : regiones)로 나누어진다.
또한 P.N.A.에서는 다음과 같이 4개 부위로 구분하여 나눈다.

〈표 1〉 체부의 구분

```
두(머리 : head) ┬ 두개(머리덮개 : cranium)
               └ 안(얼굴 : face)

경(목 : neck)

체간(몸통 : trunk) ┬ 흉곽(가슴우리 : thorax)
                  ├ 복(배 : abdomen)
                  └ 골반(骨盤 : pelvis)

체지(팔다리 : extrimity) ┬ 상지(팔 : upper limbs) ┬ 상완(윗팔 : upperarm)
                                                ├ 전완(아랫팔 : forearm)
                                                └ 수(손 : hand)
                        └ 하지(다리 : lower limbs) ┬ 대퇴(넙다리 : thigh)
                                                  ├ 하퇴(종아리 : leg)
                                                  └ 족(발 : foot)
```

4) 위치의 용어

① 내측(안쪽 : medial) : 정중면에 보다 가까운 쪽.
② 외측(가쪽 : lateral) : 정중면에서 보다 먼 쪽.
③ 전(앞 : anterior) : 인체의 앞면에 보다 가까운 쪽.
④ 후(뒤 : posterior) : 인체의 뒷면에 보다 가까운 쪽.
⑤ 복측(배쪽 : ventral) : 배쪽을 말하며 전과 같은 말.
⑥ 배측(등쪽 : dorsal) : 등쪽, 손, 발바닥 쪽.
⑦ 장측(손바닥쪽 : palmar) : 손바닥 쪽.
⑧ 저측(발바닥쪽 : plantar) : 발바닥 쪽.
⑨ 상(위 : superior) : 윗쪽.
⑩ 하(아래 : inferior) : 아래쪽.
⑪ 두측(머리쪽 : cranial) : 상과 같으며, 머리 쪽.
⑫ 미측(꼬리쪽 : caudal) : 하와 같으며, 발바닥 쪽.
⑬ 근위(몸쪽 : proximal) : 몸통(체간)에서 보다 가까운 쪽.
⑭ 원위(먼쪽 : distal) : 몸통(체간)에서 보다 먼 쪽.

5) 움직임에 관한 용어

① 굴곡(굽힘 : flexion) : 관절에서 각을 작게 굽히는 운동.
② 신전(폄 : extension) : 굽힘(굴곡)을 前提로 일어나며 굽힘(굴곡)의 반대 운동.
③ 과신전(젖힘 : hyperextension) : 원 위치를 지나 더욱 펴지는 운동.
④ 외전(벌림 : adduction) : 인체의 정중면에 보다 멀어지는 운동.
⑤ 내전(모음 : abduction) : 벌림(외전)을 前提로 일어나며, 인체의 정중면에 보다 가까워지는 운동. 손가락의 운동은 중지를 중심으로 일어남.
⑥ 회전(돌림 : rotation) : 장축을 중심으로 도는 운동으로 두 가지가 있다. 회내(엎침 : pronation)는 안쪽으로 도는 것이고 회외(뒤침 : supination)는 바깥쪽으로 도는 운동.
⑦ 회선(휘돌림 : circumduction) : 굽힘(굴곡), 폄(외전), 벌림(신전), 모음(내전)의 연속운동으로 예를 들면 팔로 원을 그리는 원뿔운동이다.

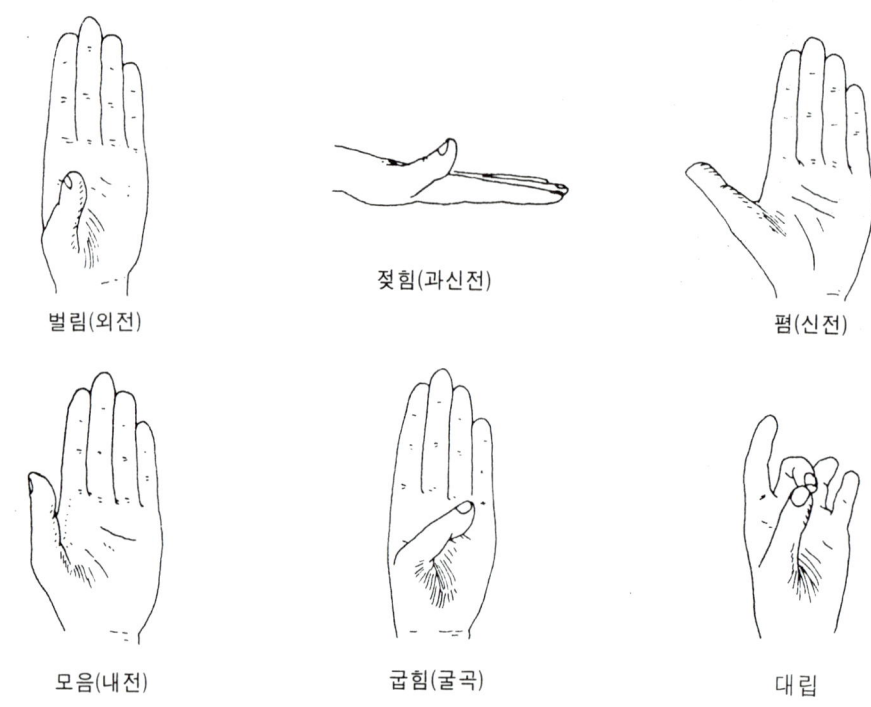

〔그림 2〕 엄지손가락의 운동

6) 형태에 관한 용어

① 두(머리 : head) : 뼈나 다른 기관의 끝. (예) 윗팔뼈머리(상완골두). 넓다리뼈머리(대퇴골두).

② 경(목 : neck) : 다른 부위보다 가운데가 좁아져서 가늘게 된 부분. (예) 넓다리뼈(대퇴골경). 윗팔뼈목(상완골경).

③ 면(얼굴 : face) : 기관의 표면. (예) 뼈의 관절얼굴.

④ 연(가장자리 : margo) : 기관의 가장자리. (예) 어깨뼈 안모서리(견갑골 내측연).

⑤ 돌기(突起 : process) : 표면에서부터 튀어나온 곳. (예) 측두골의 꼭지돌기. 중쇠뼈(축추)의 치돌기

⑥ 과(융기 : condyle) : 끝이 두터운 돌기. (예) 윗팔뼈 안쪽관절융기(상완골 내측과). 넓다리뼈 위안쪽관절융기(대퇴골 내측상과).

⑦ 결절(結節 : tubercle) : 주위보다 비후한 부위. (예) 윗팔뼈큰결절(상완골 대결절). 궁둥뼈결절(좌골결절).

⑧ 극(가시 : spine) : 날카롭고 가느다란 돌기. (예) 어깨뼈가시(견갑극). 긴뼈가시(장골극).

⑨ 능(능선 : crest) : 길게 연결된 선상의 봉오리. (예) 긴뼈능선(장골능).

⑩ 융기(솟음 : protuberance) : 높게 일어난 부분. (예) 바깥뒤통수뼈융기(외후두 융기).

⑪ 전자(돌기 : trochanter) : 매우 크게 튀어난 돌기. (예) 넙다리뼈큰돌기(대퇴골 대전자).

⑫ 조면(거친면 : tuberosity) : 주위보다 다소 튀어나온 부분으로 근의 부착점이 된다. (예) 노뼈 거친면(요골 조면). 윗팔뼈 세모근조면(상완골 삼각근 조면).

⑬ 와(오목한 곳 : fossa) : 표면보다 오목하게 들어간 부분. (예) 어깨뼈관절오목(견갑골 관절와).

⑭ 구(고랑 : sulcus) : 가늘고 길게 오목한 곳. (예) 윗팔뼈 결절사이고랑(상완골 결절간구). 자뼈 신경고랑(척골 신경구).

⑮ 강(공간 : cavity) : 체내의 공간. (예) 머리공간. 가슴공간. 배공간. 골반공간. 입공간.

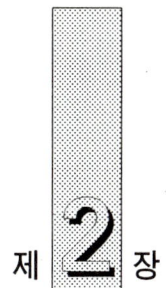

제 2 장

인체의 구성

인체의 최소 구성단위는 세포(cell)이다. 인체에는 30여 억조의 세포와 기타 세포간질(intercellular substance)로 되어 있으며(김무강 외 5인. 기본 인체 해부학), 1665년 Robert Hook이 현미경을 이용하여 발견한 이후 세포에 관한 연구가 활발히 신행되고 있다.

조직(tissue)은 구조적, 기능적으로 비슷한 세포와 세포간질의 집합체로서 상피조직, 지지조직, 근조직, 신경조직으로 나눈다.

기관(organ)은 한 개 혹은 그 이상의 조직이 모여 하나의 형태적 단위를 이루는 것을 말한다. 예를 들면 심장, 폐장. 간장. 비장, 신장 등의 五臟이나 六腑 등을 들 수 있다.

기관계(system)는 일정한 기관이 어떤 순서대로 연결이 되어 인체의 생활 기능을 담당하는 단위를 말하며, 골격계, 근계, 신경계, 소화기계, 순화기계, 호흡기계, 비뇨기계, 생식기계, 내분비계, 감각기계, 맥관계의 11가지가 있다.

1. 세 포

1) 세포의 구조

인체의 세포는 원형질(cytoplasm)의 덩어리이며 그 겉은 원형질막으로 싸여 있다. 원형질 속에는 핵막(nuclear meambrane)으로 둘러싸인 핵(nucleus)이 있다. 핵에는 염색질과 핵소체가 들어 있다. 염색질(chromatin)은 DNA (dioxiribonucleic acid)와 단백질로 구성되어 있는데, 이는 유사분열시 염색체(chromosome)를 형성한다. 사립체(絲立体 : mitochondria)는 적혈구를 제외한 모든 세포에 존재하며 ATP(adenosine triphosphate) 대사에 관여하여 energy를 생산하고 세포의 호흡에 관계한다.

내형질세망(endoplasmic reticulum)은 적혈구를 제외한 모든 세포에 널리 분포되어 있으며 납작한 주머니 모양의 망상구조로 단백질, steroid hormone, cholesterol 등의 합성과 해독작용 및 횡문근에 있어서의 Ca 대사에 관여한다. 리보솜(ribosome)은 단백질로 전 과립상의 구조로 세포질 속에 널리 흩어져 있거나 내형질세망에 붙어 있으며 단백질 합성에 관여한다. 용해소체(risosome)는 가수분해효소(hydrolytic enzyme)가 들어 있어 식작용을 한다.

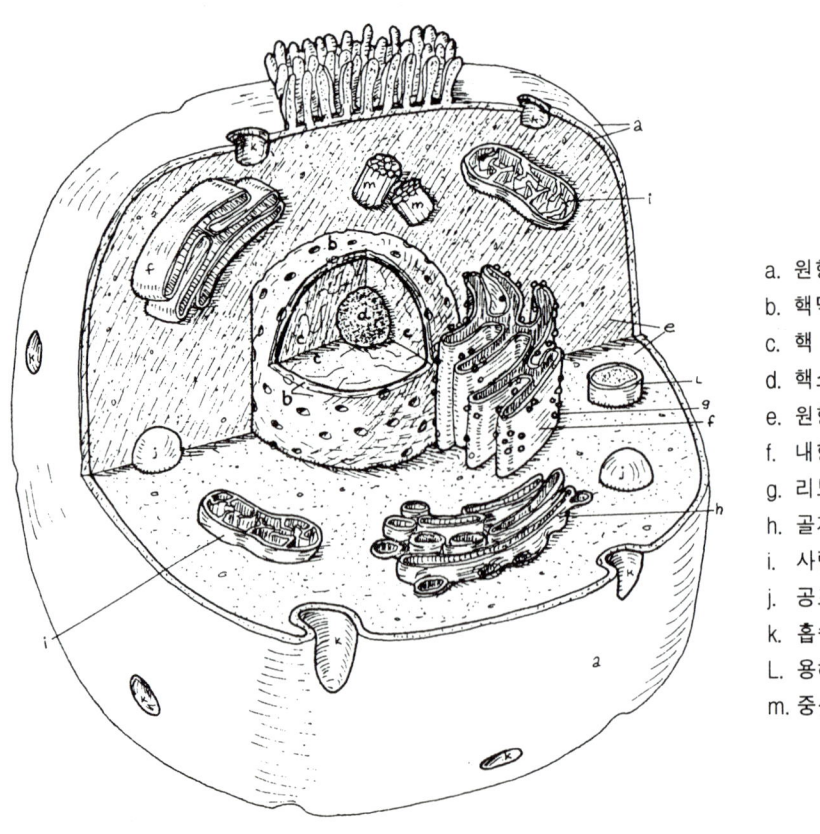

a. 원형질막
b. 핵막
c. 핵
d. 핵소체
e. 원형질
f. 내형질세망
g. 리보소체
h. 골지체
i. 사립체
j. 공포
k. 흡수소로
L. 용해소체
m. 중심체

〔그림 3〕 세포의 미세 구조

골지 복합체(golgi complex)는 몇 겹의 층으로 된 판과 여러 개의 작은 두 개의 형으로 되어 있어서 군데군데에 내형질세망과 연결되어 있다. 이는 흡수물이나 분비물을 저장한다. 중심소체(centrides)는 한쌍의 원통형 구조로 유사분열과 섬모형성에 관여한다.

2) 세포의 기능

① 신진대사(新陳代謝 : metabolism) : 세포성분의 일부는 끊임없이 분해됨과 동시에 같은 양의 새 세포로 만들어져 보충된다. 세포는 주위의 여러 가지 물질을 흡수하여 세포내에서 새것을 만들어 내어 성장(成長 : growth) 한다.
② 운동(運動 : work) : 백혈구의 아메바운동. 상피조직의 섬모운동. 정자의 편모 운동에 의하여 움직인다.
③ 증식(增殖 : reproduction) : 세포분열에 의하여 그 수가 증가한다.
④ 분비(分泌 : secretion) : hormone이나 소화액 등을 분비한다.
⑤ 적응(適應 : adaptation) : 세포는 내부의 자극에 적절히 반응함으로(=흥분 : 興奮) 생활기능을 촉진시킨다.

2. 조 직

1) 상피조직(上皮組織 : epithelial tissue)

상피조직은 한 층 또는 여러 층으로 된 판상의 세포와 이들 사이에 채워져 있는 세포간질(intercellular substance)로 되어 있고, 그 기능은 방어, 분비, 흡수, 감각, 생식세포의 생산 등이다.

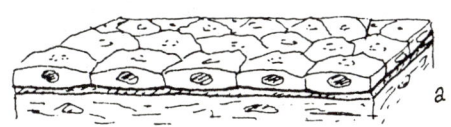
a. 편평상피

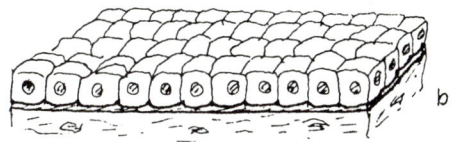
b. 입방상피

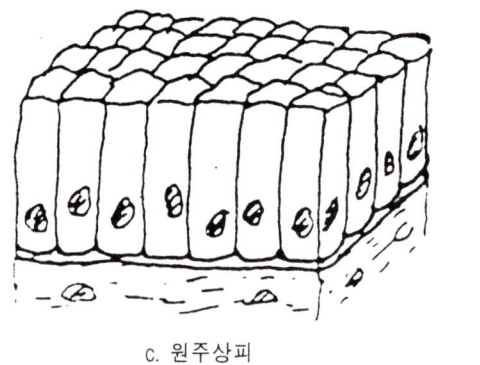
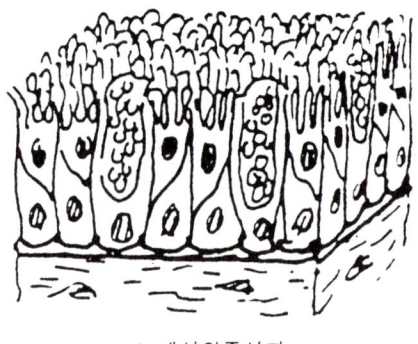

　　　　c. 원주상피　　　　　　　　　d. 배상원주상피

〔그림 4〕 표면상피

① 표면상피(表面上皮 : surface epithelium)는 층(lay)의 수에 따라 단층상피(simple epithelium)와 중층상피(stratified epithelium)로 나누며, 모양에 따라 편평상피(squamous epithelium), 입방상피(cuboidal epithelium), 원주상피(columnar epithelium)로 나눈다.

② 선상피(腺上皮 : glandular epithelium)는 분비(secretion)를 위한 세포의 집단인 선(gland)에 의해 이루어진 조직이다. 선은 분비물이 도관(duct)을 통하여 방출되는 외분비선(exocrine gland)과 직접 혈류로 방출되는 내분비선(endocrine gland)으로 나눈다.

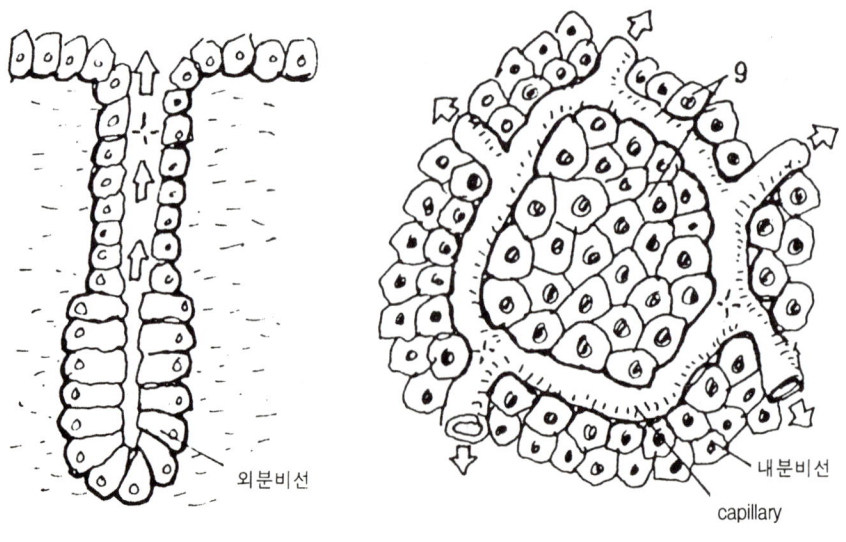

〔그림 5〕 내분비선과 외분비선

③ 특수상피(特殊上皮 : special epithelium)는 인체의 구조와 기능면에서 특수 분화된 상피로서 시각, 청각, 후각, 미각, 평형각을 느낄 수 있도록 분화된 감각세포(sensory cell)가 있어서 외부로부터 전해지는 자극을 받아 신경조직으로 전달한다. 또 하나는 정자와 난자를 생산하는 종상피(germinal epithelium)로서 고환과 난소에 있다.

2) 지지조직(支持組織 : connective tissue)

지지조직은 전신에 널리 분포하는 조직으로 조직과 기관의 틈을 채우고 연결시키며 몸의 윤곽이나 형체를 이룬다.
지지조직은 그 구조와 기능에 따라 결합조직, 뼈와 연골 혈액과 임파 등으로 나눈다.

(1) 결합조직(結合組織 : connective tissue)

결합조직은 고유결합조직(connective tissue proper)으로서 기질과 섬유로 되어 있고 특수결합조직으로 혈구와 지방조직이 있다. 기질(基質 : matrix)은 수분과 염류, 점액다당류가 풍부한 겔(gel)모양으로 이 속에 세포와 섬유들이 들어 있다. 영양분과 노폐물이 이 기질을 통하여 확산된다. 섬유(fiber)는 세 가지가 있다. 교원섬유(膠原纖維 : collagenous fiber)는 결합조직내에 다발모양으로 널리 분포하여 지주적인 역할을 하고, 세망섬유(細網纖維 : reticular fiber)는 미세한 교원섬유로 복잡하게 얽힌 망을 형성하여 여러 조직이나 기관의 세포 주위에 망상으로 분포되어 있으며, 탄력섬유(彈力纖維 : elastic fiber)는 단백질로 되어 있으며 탄성이 있는 섬유로 대동맥, 비장, 미부, 측관인대, 항인대 등에 많다. 또한 특수결합 조직으로 지방세포(adipose = fat cell)와 임파구(lymphocyte), 혈구 등이 있다.

(2) 연골조직(軟骨組織 : cartilage tissue)

연골조직은 몸의 여러 부위에서 지주적인 역할을 하며 뼈의 성장에 관여하며 세 가지로 나눈다.
① 초자연골(硝子軟骨 : hyaline cartilage)은 우리 몸에 가장 많이 분포되어 있는데 기질에는 교원섬유들이 복잡하게 얽혀 있으며, 후두, 기관지, 뼈의 관

절연골, 늑연골에서 볼 수 있다.

② 탄력연골(彈力軟骨 : elastic cartilage)은 기질내에 탄력섬유(彈力纖維 : elastic fiber)가 널리 분포되어 있으며 외이(外耳 : external ear)에 있다.

③ 섬유연골(纖維軟骨 : fiber cartilage)은 기질 내에 많은 교원섬유(膠原纖維 : collagen fiber)가 다발을 이루고, 이 다발 사이에 연골세포가 산재해 있으며, 건이나 인대와 함께 무게나 힘을 지탱한다. 섬유연골은 추간원판, 치골결합, 반월에 있다.

(3) 골조직(bone tissue)

가. 뼈의 구조

① 관절의 연골과 골단선 : 뼈는 골간(뼈몸통 : diaphysis 또는 shaft = 骨体 body)과 골단(뼈끝 : epiphysis)으로 되어 있다. 골단은 체간에 가까운 쪽을 근위단(몸쪽끝 : proxinal end)이라 하고 먼 쪽을 원위단(먼쪽끝 : distal end)이라 한다. 골단쪽에는 두 개의 연골이 있다. 하나는 관절연골(關節軟骨 : articular cartilage)로서 다른 뼈와 맞대는 관절면(관절두)을 말한다. 관절연골은 평탄하고 매끄러우며 혈액이 없다.

또 하나는 골단선(뼈끝선 : epiphyseal line)으로서 관절연골에 의해 덮여 있는 뼈의 성장선을 말한다. 이는 유년기에는 그 두께가 두꺼우나 성인이 되면 관절연골과 거의 같아진다.

② 골질(骨質 : substance of bones) : 뼈의 바깥쪽의 딱딱한 부분을 치밀질(緻密質 : compact substance)이라 하고, 안쪽의 연한 부분을 해면질(海綿質 : sponge substance)이라 한다. 치밀질과 해면질 사이에는 관계통의 하버스관(Haversian canal)이 있어 혈관과 신경이 통하고 있으며 산소와 영양 및 노폐물을 운반하는 뼈의 신진대사에 관여한다.

③ 골막(骨膜 : periosteum) : 뼈의 표면을 싸고 있는 섬유성 결합조직의 막으로 뼈를 보호하고 뼈의 영양과 재생 성장 및 조혈작용을 한다.

④ 골수(骨髓 : bone marrow) : 적색골수(赤色骨髓 : red bone marrow)는 혈구와 혈소판을 만들며 황색골수(黃色骨髓 : yellow bone marrow)는 성인이 되면 사지의 장골들이 황색골수로 변하지만 실혈(失血)등으로 혈액이 부족할 때에는 적색골수로 변한다. 교양골수(膠樣骨髓 : gelatinous bone marrow)는 노인이나 장기소모성 환자의 골수에서 볼 수 있는 것으로 교질상으로 변한 상태이다.

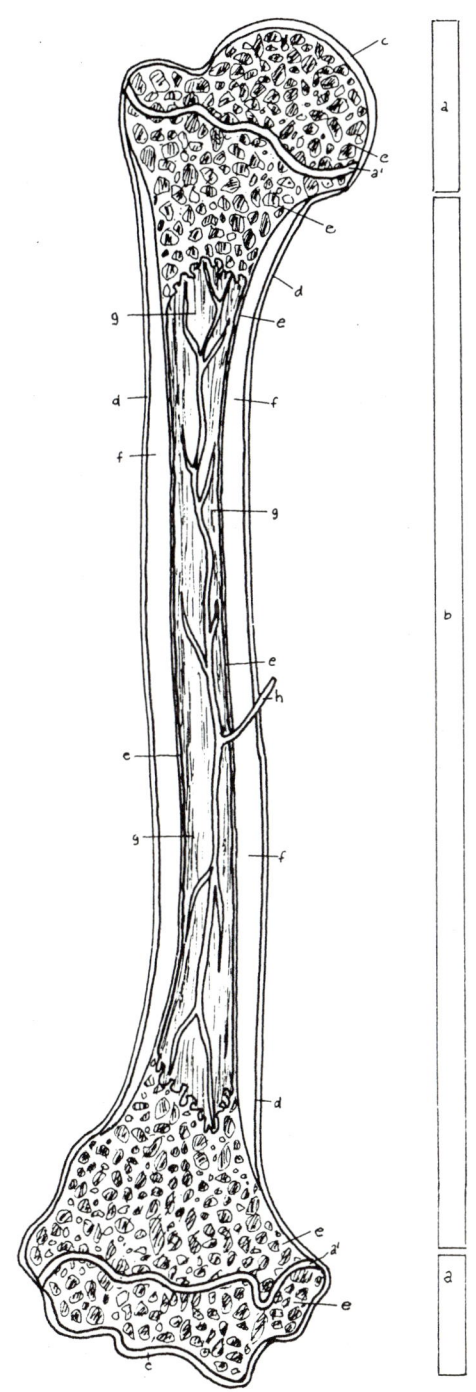

a. 골단
a'. 골단연골
   (뼈의 성장점)
b. 골간
c. 관절연골
d. 골막
e. 해면골
e. 적골수
f. 치밀골
g. 골수강
g. 황골수
h. 영양동맥

〔그림 6〕 뼈의 구조

나. 뼈의 구성

① 골세포 및 세포간질된 유기질(有機質 : organic substance)은 뼈의 강인성과 탄력성을 유지하며 뼈 전체 중량의 35%를 차지한다.

② 뼈의 유기질 속에 침착된 인(燐 : phosphrus)과 칼슘(calsium) 등으로 구성된 무기질(無機質 : inorganic substance)은 뼈의 견고성과 강경성을 유지시키며 뼈 전체 무게의 65%를 차지하며, 소년기에는 유기질이 노년기에는 무기질의 양이 많아진다.

3) 근조직(筋組織 : muscle tissue)

① 인체 전량의 36~40%를 차지하는 근조직은 홍분성(irritability), 전도성(conductivity), 수축성(contractivity), 탄력성(elastictity) 등이 잘 발달된 조직으로서 자극에 대하여 반응하고, 자극이 일정한 부위를 지나 퍼지게 하고 근섬유가 수축하여 운동을 일으키고, 다시 본래의 길이로 돌아가는 등의 과정을 통해 인체의 행위를 일으킨다.

② 근의 분류 : 근은 그 형태와 기능에 따라 다음의 세 가지로 분류한다.

〈표 2〉 근의 분류

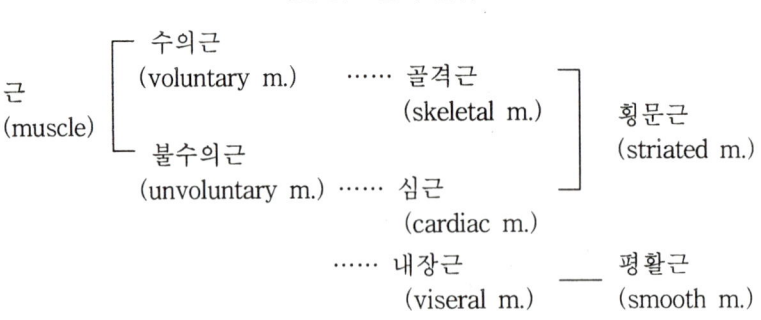

4) 신경조직(nervous tissue)

신경계를 구성하는 신경조직은 신경세포와 이것을 지지하는 신경교세포의 둘로 나눈다.

① 신경세포(神經細胞 : nerve cell) : 신경원(neuron)이라고도 하며 신경계의

구조 및 기능의 단위가 된다. 신경세포는 세포체와 두 개의 돌기로 되어 있다.

ㄱ. 세포체(細胞体 : cell body) : 세포체의 모양은 구형, 난형, 방추형 또는 성상형이다. 세포체는 보통 한 개의 핵(nucleus)과 이를 둘러싼 세포질(cytoplasm)로 구성된다. 핵막에 싸인 핵속에는 한 개의 핵소체(핵인 : nucleorus)를 갖고 있다. 세포질에는 내형질세망과 닛슬소체(Nissl bodies) 등이 있다. 닛슬소체는 세포내 단백합성에 관여하며, 병적 상태에서는 소실되며, 신경세포체나 축색이 손상되면 용해된다.

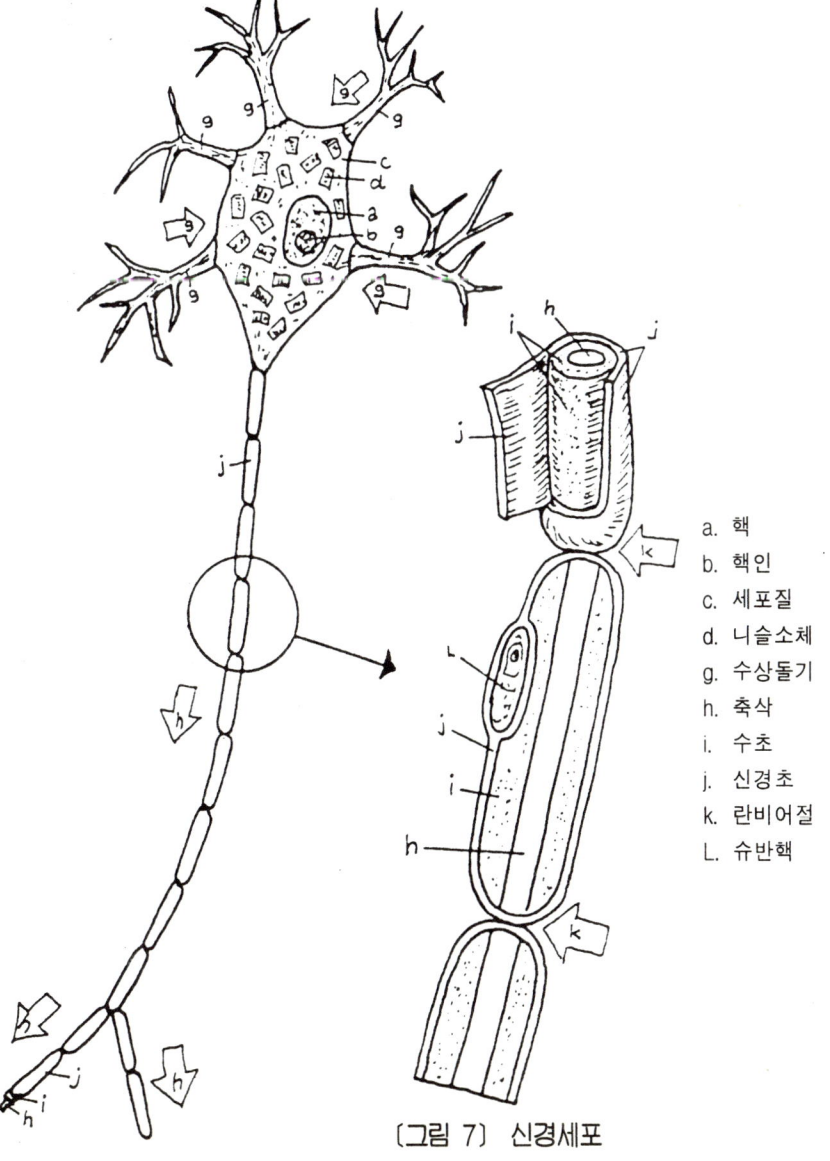

a. 핵
b. 핵인
c. 세포질
d. 니슬소체
g. 수상돌기
h. 축삭
i. 수초
j. 신경초
k. 란비어절
L. 슈반핵

〔그림 7〕 신경세포

ㄴ. 돌기(process) : 신경세포로부터 발생하는 돌기는 수상돌기와 축색돌기로 나눈다.
ⓐ 수상돌기(가지돌기 : dentrite)는 한 개 또는 여러 개로 되어 있다. 나무가지 모양으로 된 수상돌기는 신경세포 등으로부터 자극을 받아 세포체에 전도시키는 역할을 한다.
ⓑ 축색돌기(axon)는 세포 내에 전도된 자극을 다른 세포체의 수상돌기에 전달해준다.

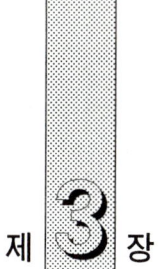

제3장

골격계통
(skeletal system)

인체의 내부에는 다수의 뼈(bone)가 서로 연결되어 골격(skeleton)을 이루며, 이 골격은 체중의 15%정도가 된다.

1. 뼈의 기능

① 뼈는 인체의 강력한 지주로서 몸의 자세를 유지시키며 중력을 지탱한다.
② 체강(体腔)을 만들며 오장육부(五臟六腑)를 보호한다.
③ 뼈에 부착된 근육과 함께, 뼈와 뼈 사이의 연골, 건, 인대, 관절막에 의하여 관절을 이룬다.
④ 수동적 운동기관으로 근의 수축에 의하여 운동을 한다.
⑤ 조혈작용과 칼슘 및 인 등의 무기질 대사에 관여한다.

2. 뼈의 종류

① 긴뼈(長骨 : long bone) : 사지에 있는 장골은 관상골(管狀骨 : tubular bone)이라고 한다. 장골은 대개 원주상으로 양끝이 커져 있는 부분을 골단(骨端 : epiphysis)이라 하고, 골간(骨幹 : diaphysis)과 구분된다. 또한 뼈와 뼈 사이에 관절을 이루는 부분을 관절연골(關節軟骨 : articualr cartilage)이라 하

고, 이와 골간 사이에 뼈의 성장선이 되는 골단연골(骨端軟骨 : epiphyseal cartilage)이 있다. 성인이 되면 관절연골과 골단연골의 두께가 얇아진다. 뼈의 바깥부분은 두껍고 단단한 치밀질(緻密質 : compact substance)로 되어 있고, 그 속에 골수강(骨髓腔 : medulary cavity)이 있어 골수(bone marrow)를 간직한다.

또한 치밀질에는 신경과 혈관이 동반하는 하버스관(Haversian canal)이 있고 골단에는 치밀질의 안쪽에 스폰지 모양의 해면질(海綿質 : sponge substance)이 있다.

② 짧은뼈(短骨 : short bone) : 단골은 손바닥이나 발바닥 등에서 볼 수 있는 작은 뼈들로 그 구조는 장골의 골단과 거의 같다.

③ 납작뼈(扁平骨 : flat bone) : 편평한 판상의 뼈로 두개골에 많다.

④ 불규칙뼈(不規則骨 : irregular bone) : 모양이 다양하고 복잡한 뼈로 척추골, 수근골, 족근골에서 볼 수 있다.

⑤ 공기뼈(含氣骨 : pneumatic bone) : 뼛속에 공기를 지니고 있는 공동이 있는 뼈로서 상악골, 전두골, 측두골, 접형골 등에 있다.

3. 관 절

1) 부동성 결합(不動性 結合 : synanthrosis)

두 개의 뼈가 연속으로 연결되어 움직일 수 없는 관절 형태로 인대결합, 연골결합, 골결합의 세 가지가 있다.

(1) 인대결합(fiberous joint)

뼈와 뼈 사이가 결합조직으로 이어져 있는 경우로 두개골의 봉합(suture)이 그 예이다.

(2) 연골결합(軟骨結合 : cartilaginous joint)

뼈가 연골질에서 결합되는 경우로 추간관절, 치골결합에서 볼 수 있다.

(3) 골결합(骨結合)

뼈와 뼈가 골질에 의하여 골화(fusion)되는 경우로 골단선과 관절연골 사이, 선골에서 볼 수 있다.

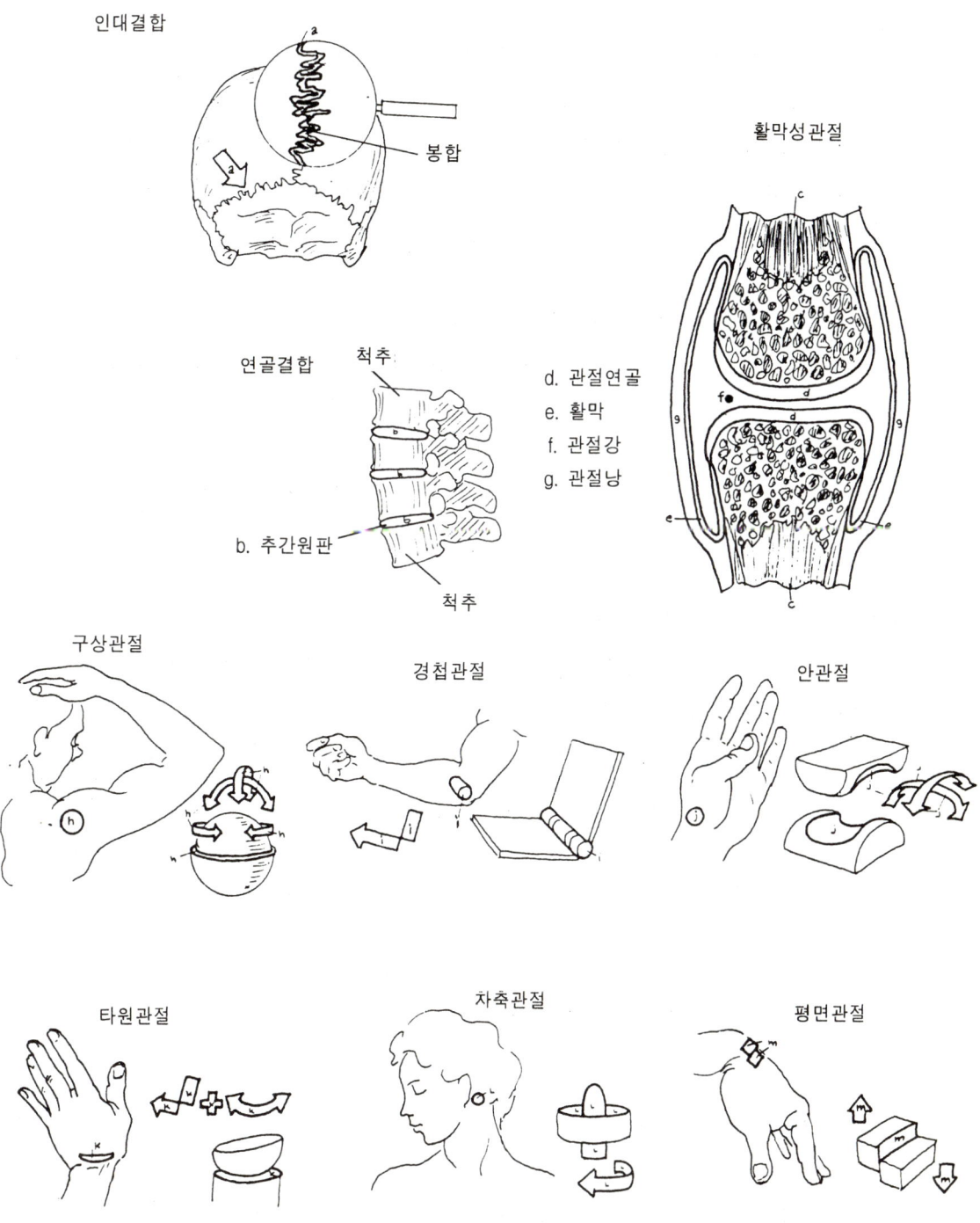

[그림 8] 관절의 종류

2) 가동성 결합(可動性 結合 : synovial joint)

가동성 결합이란 두 개의 뼈 사이에 관절강이 있고 여기에 활액이 있어 관절의 가동성이 부동성 결합에 비해 매우 큰 전형적인 사지형 관절이다.

관절을 이루는 두 골단을 함께 싸고 있는 질긴 막을 관절낭(관절주머니 : articular capsule)이라 하며 관절낭으로 싸여진 공간을 관절강(관절공간 : articular cavity)이라 한다. 관절낭의 내면은 활막(윤활막 : synovial membrane)으로 싸여져 있고 활액(윤활액 : synovial fluid)이 있어 관절강의 내면 마찰을 막아준다. 사지형 관절에는 다음의 일곱 가지가 있다.

① 구관절(절구관절 : ball and socket joint, spheroidal joint) : 관절두와 관절와가 구면(球面)의 일부분에 해당되는 것으로 관절의 운동범위가 가장 넓으며, 견관절, 고관절, 중수지절관절 등에서 볼 수 있다.

② 타원관절(楕圓關節 : ellipsoidal joint) : 타원형의 장축과 단축의 2축 관절로 요골수근관절에서 볼 수 있다.

③ 접번관절(경첩관절 : hinge joint) : 원주의 축과 뼈의 장축과 직각의 방향으로 되어 있으며, 주관절과 슬관절에서 볼 수 있다.

④ 안관절(안장관절 : saddle joint) : 양쪽의 관절면이 말안장처럼 전후 좌우로 되어 있는 관절로 제1수근 중수관절이 이에 속한다.

⑤ 차축관절(중쇠관절 : pivot joint) : 수직으로 된 원주축이 환상(ring form)의 면과 관절하여 회전하도록 된 것이며, 근위의 요척관절에서 볼 수 있다.

⑥ 평면관절(平面關節 : plane joint) : 서로 마주보는 골단의 관절면이 편평한 것으로 두 뼈가 서로 미끄러지는 활주운동(gliding movement)을 하는데 수근간 관절, 족근간 관절에서 볼 수 있다.

⑦ 과상관절(융기관절 : condyloid joint) : 구형의 둥근 관절면이 얕은 소켓 모양의 관절면과 관절하는 것으로 중수지절 관절에서 볼 수 있다.

4. 인체의 골격

인체의 골격은 크게 구간골격(몸통뼈대 : axial skeleton)과 사지골격(팔다리뼈대 : apendicular skeleton)로 나눈다. 구간골은 두개골(22개), 이소골(6개),

설골(1개), 척추골(26개), 늑골(24개)과 흉골(1개)의 80개의 뼈로 되어 있으며, 체지골은 상지골(64개)과 하지골(62개)로 된 사지골(四肢骨)로서 126개이며, 성인의 뼈는 모두 206개가 된다.

〈표 3〉 인체의 골격

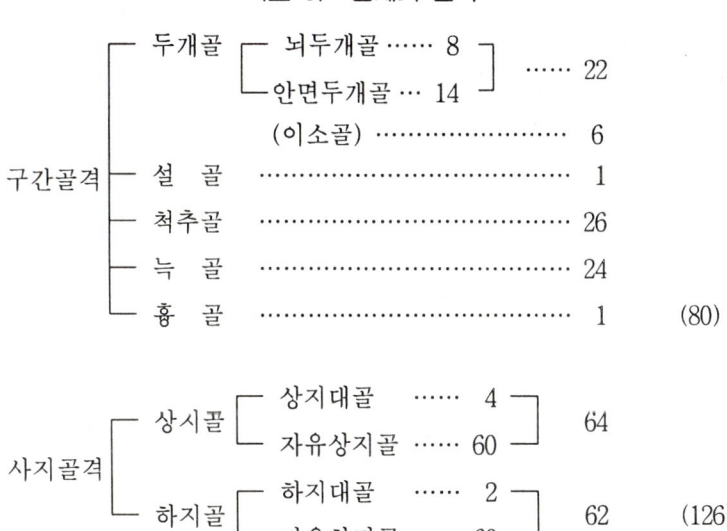

1) 구간골격(몸통뼈대 : axial skeleton)

구간골은 뇌를 보호하고 있는 뇌두개골과 얼굴 부위를 이루는 안면골의 둘로 된 두개골과 내이에 들어있는 이소골, 갑상선 바로 위에서 만져지는 설골, 척추골, 늑골 및 흉골 등 80개의 뼈로 이루어져 있다.

(1) 두개골(머리뼈 : skull)

① 뇌두개골(뇌머리뼈 : cranial bones)은 뇌를 싼 뼈로서 6종 8개이다.
　　후두골(뒤통수뼈 : occipital bone) ·················· 1개
　　접형골(나비뼈 : sphenoid bone) ···················· 1개
　　측두골(관자뼈 : temporal bone) ···················· 2개
　　두정골(마루뼈 : parietal bone) ······················ 2개

전두골(이마뼈 : frontal bone) ················· 1개
사 골(벌집뼈 : ethmoid bone) ················ 1개

② 안면두개골(얼굴머리뼈 : facial bone)은 안면 두개를 이루는 뼈로서 8종 14개이다.

비갑개골(鼻甲蓋 : nasal concha) ··············· 2개
누 골(눈물뼈 : lacrimal bone) ················ 2개
비 골(코뼈 : nasal bone) ····················· 2개
서 골(보습뼈 : vomer) ························ 1개
협 골(광대뼈 : zygomatic bone) ··············· 2개
구개골(입천장뼈 : palatin bone) ··············· 2개
상악골(윗턱뼈 : maxila bone) ·················· 2개
하악골(아래턱뼈 : mandible bone) ·············· 1개
　　　　　　　　　　　　　　　　　　　　─────
　　　　　　　　　　　　　　　　　　　　계 14개

※ 이소골과 설골

① 이소골(귓속뼈 : ouditory ossicles)은 중이(중간귀 : middle ear)에 있는 세 개의 작은 뼈로서 고막(鼓膜 : tympanic membrane)에서 울리는 소리를 내이(속귀 : internal ear)에 전달하는 추골(망치뼈 : malleus), 침골(다듬이뼈 : incus), 등골(등자뼈 : stapes)을 말한다.

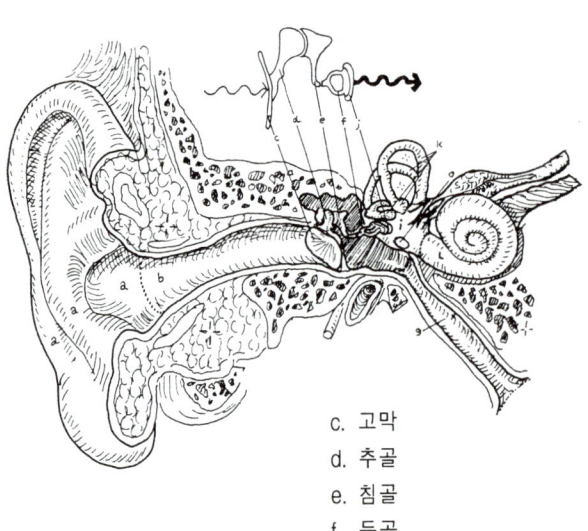

c. 고막
d. 추골
e. 침골
f. 등골

〔그림 9〕 이소골

② 설골(목뿔뼈 : hyoid bone)은 양쪽 측두골에 있는 경상돌기의 경상인대에 연결된 말굽모양의 연골로서 갑상연골의 상방, 설근의 하방에서 만질 수 있으며, 여기에 붙어 있는 설골상근은 입을 열게 하고 설골하근은 음식물을 삼키게 한다.

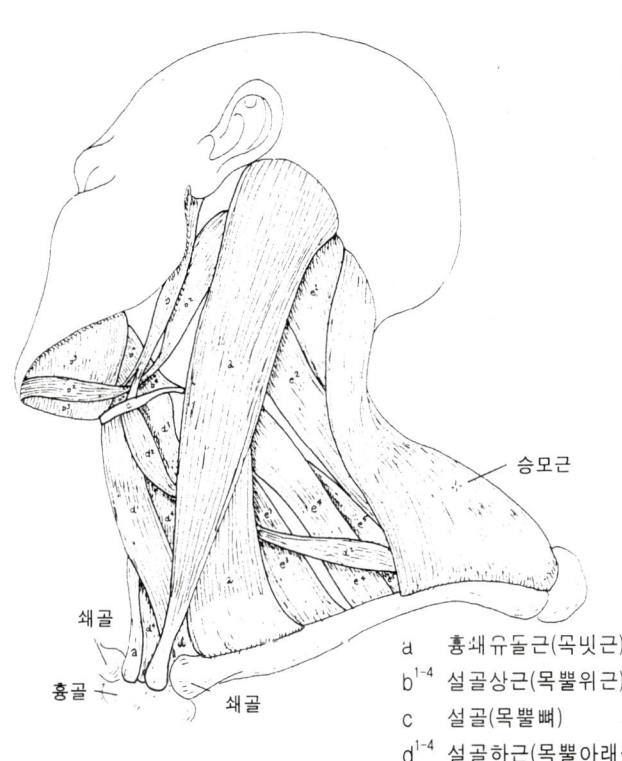

a   흉쇄유돌근(목빗근)
b$^{1-4}$ 설골상근(목뿔위근)
c   설골(목뿔뼈)
d$^{1-4}$ 설골하근(목뿔아래근)
e   사각근(목갈비근)

〔그림 10〕 설골

※ **두개의 연결 및 구조**

① 두개의 상면은 3개의 봉합(縫合 : suture)에 의하여 연결된다. 전두골과 두정골 사이는 관상봉합(冠狀縫合 : coronal suture)으로, 2개의 두정골 사이는 시상봉합(矢狀縫合 : sagittal suture)으로, 두정골과 후두골 사이는 람다봉합(시옷봉합 : lambdoid suture)으로 연결된다. 관상봉합과 시상봉합이 합치는 곳을 전정(前頂 : bregma) 또는 대천문(앞숫구멍)이라 하고, 시상봉합과 인자봉합이 합치는 곳을 람다(lamdda)라 한다.

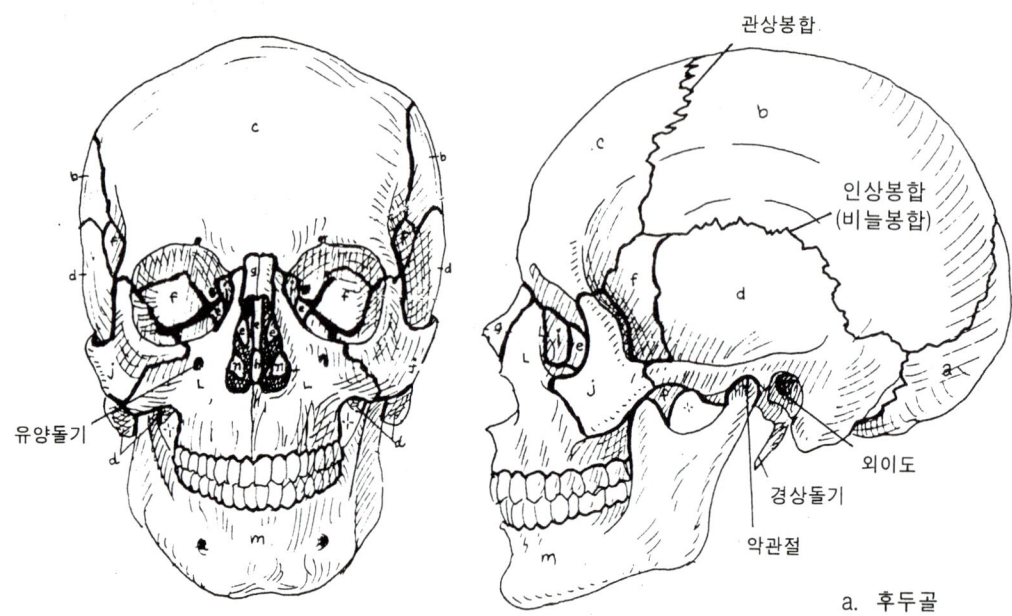

〔그림 11〕 두개골의 전면과 측면

a. 후두골
b. 두정골
c. 전두골
d. 측두골
e. 사 골
f. 접형골
g. 비 골
h. 서 골
i. 누 골
j. 관 골
k. 구개골
L. 상악골
m. 하악골
n. 하비갑개

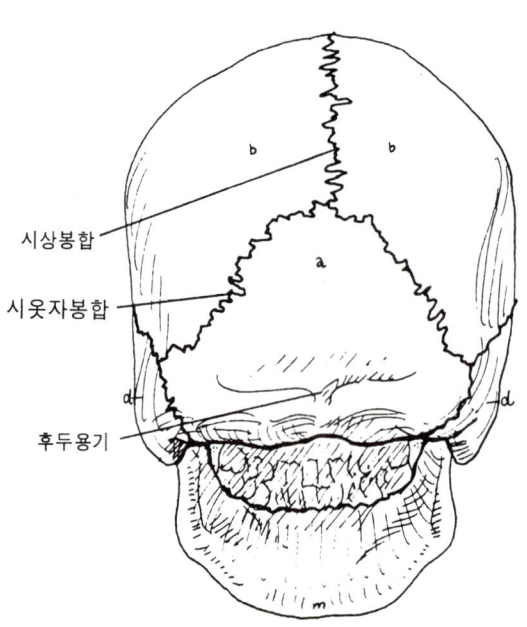

〔그림 12〕 두개골의 후면

② 두개의 후면은, 후두골의 중앙에 외후두융기(바깥뒤통수뼈융기 : external occipital protuberance)가 있으며, 여기에 항인대(목덜미인대 : nuchal ligament)가 부착한다. 외후두 융기에서 양쪽으로 활모양의 상항선(윗목덜미선 : superior nuchal line)이 있어 승모근이 부착한다.

③ 두개의 하면은, 척수가 연수에 이어지는 대후두공(큰구멍 : foramen magnum)이 있고, 그 양쪽에 다소 높은 배 모양의 후두과(뒤통수뼈관절융기 : occipital condyle)가 있어 제1경추(환추)와 환추후두관절(고리뒤통수관절 : atlanto-ocipital joint)을 이루어 끄덕이는 운동(nodding motion)을 한다.

또한 측두골의 아래쪽에 경상돌기(붓돌기 : styloid process)가 있어 설골과 연결이 된다.

④ 두개의 측면에는, 측두골이 1개의 인상봉합(squamous sture)에 의하여 둘러 싸여져 있고, 외이도(바깥귀길 : extermal acoustic)의 후하측에 측두골의 유양돌기(꼭지돌기 : mastoid process)가 있어 흉쇄유돌근이 부착한다. 또한 하면에는 하악와가 있어 하악골의 관절돌기와 악관절(턱관절 : temporo-mandibular joint)을 이룬다.

⑤ 두개의 내면은 뇌를 받치고 있다. 두개강은 대체로 난형이며 여자는 대개 1300CC, 남자는 1500CC 정도이다.

(2) 척주의 뼈(bones of vertebral column)

척주(脊柱 : vertebral column)는 구간골의 중심부로서 머리를 받치고 늑골들과 관절하여 흉곽을 이루며 인체의 오장육부(五臟六腑)를 간직하고 보호하고 있다. 그 길이는 대략 72~75cm 정도이며 다음과 같이 다섯 가지로 나눈다.

척 주
- 경추(경추골 : cervical vertebrae)　　7 (C_1~C_7)
- 흉추(흉추골 : thoracic vertebrae)　　12 (T_1~T_{12})
- 요추(요추골 : lumbar vertebrae)　　5 (L_1~L_5)
- 선추(엉치뼈 : sacral vertebra)　　1 (S)
- 미추(꼬리뼈 : coccygel vertebra)　　1 (C)

계 26개

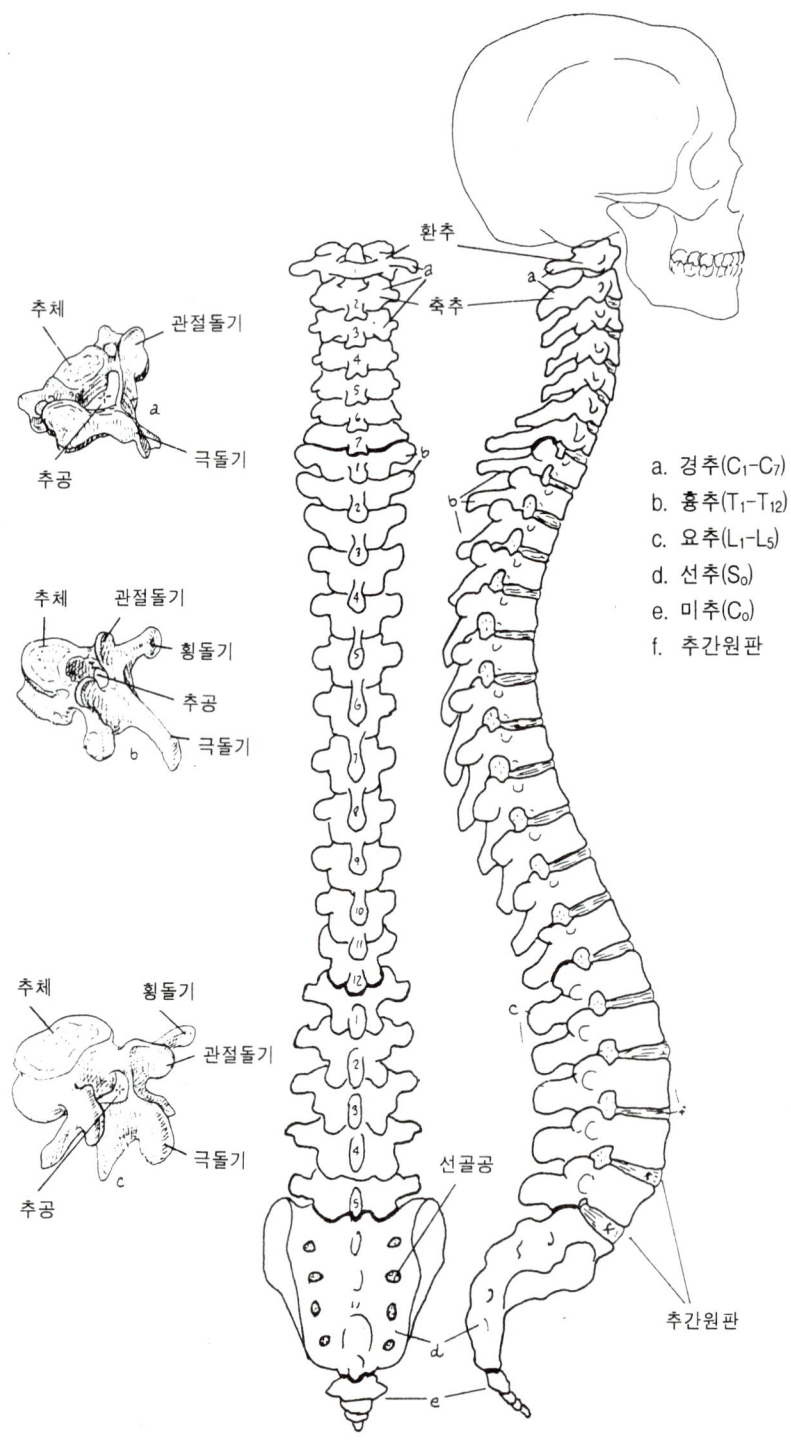

[그림 13] 척추와 척주

척주는 성년이 되기 전에는 32~34개이지만, 성년이 되면 선추와 미추는 각각 화골(化骨)이 되어 선추는 선골(엉치뼈 : sacrum)로, 미추는 미골(꼬리뼈 : coccyx)로 된다.

따라서 경추, 흉추, 요추의 24개의 척추들은 서로 분리된 채로 일생동안 남아 있기 때문에 진성 척추골(참척추골 : true vertebrae)이라 하고, 선추와 미추를 가성 척추골(거짓척추골 : false vertebrae)이라 한다.

척주는 4개의 생리적 만곡이 있다. 인간이 태어날 때 흉부와 미부는 뒤로 향하고 있어(彎) 이를 1차만곡(一次彎曲 : primary curvature)이라 하고, 생후 3~4개월이 되면 고개를 들기 시작할 때 경부가, 9개월이면 앉고 돌이 되면 걷기 시작하면서 요부가 앞을 향하고 있어(彎), 이들은 2차만곡(二次彎曲 : secondary curvature)이라 한다. 이상 4개의 만곡은 옆에서 보아 S자의 모양을 하고 있다.

가. 경추(경추골 · cervical vertebrae)

제1경추는 환추(고리뼈 : atlas)라 하여 둥근 반지모양으로 생겼으며 위로는 후두골의 후두과와 관절하여 환추후두관절(고리뒤통수관절 : atlantooccipital joint)을 이루어 끄덕이는 운동을 하고 아래로는 제2경추의 치돌기와 관절하여 환축관절(고리중쇠관절 : atlantoaxial joint)을 이루어 도리도리 운동을 한다.

제2경추는 축추(중쇠뼈 : axis)라 하며 치아돌기(dens)가 있어 환추와 관절한다.

특히 제7경추는 경추 중에서 극돌기가 가장 크기 때문에 대추(大椎)라 한다. 경추는 척추 중에서 가동성이 제일 크다.

나. 흉추(흉추골 : thoracic vertebrae)

제3경추에서부터 제5요추까지는 공통적으로 추체(척추뼈몸통 : boy), 추공(척추뼈구멍 : foramen), 횡돌기(가로돌기 : transverse process), 극돌기(가시돌기 : spinous process), 관절돌기(관절돌기 : condylar process)가 있으며, 각각 척추 사이에는 섬유성 연골인 추간원판(척추사이 원반 : intervertebral disc)이 있어 체중이 주는 충격에 대한 완충작용을 하고 있다.

흉추는 사이사이에 늑골과 관절하여 흉곽을 이루기 때문에 움직일 수 없다.

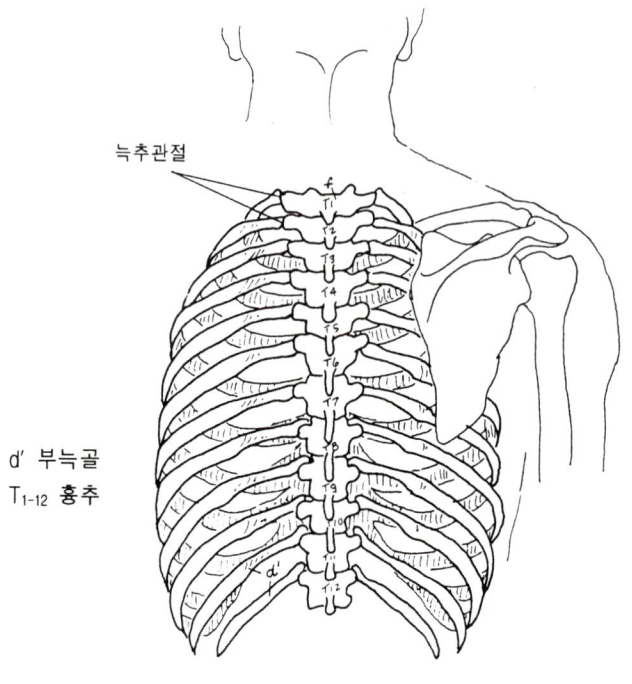

〔그림 14〕 흉곽 후면

d′ 부늑골
T₁₋₁₂ 흉추

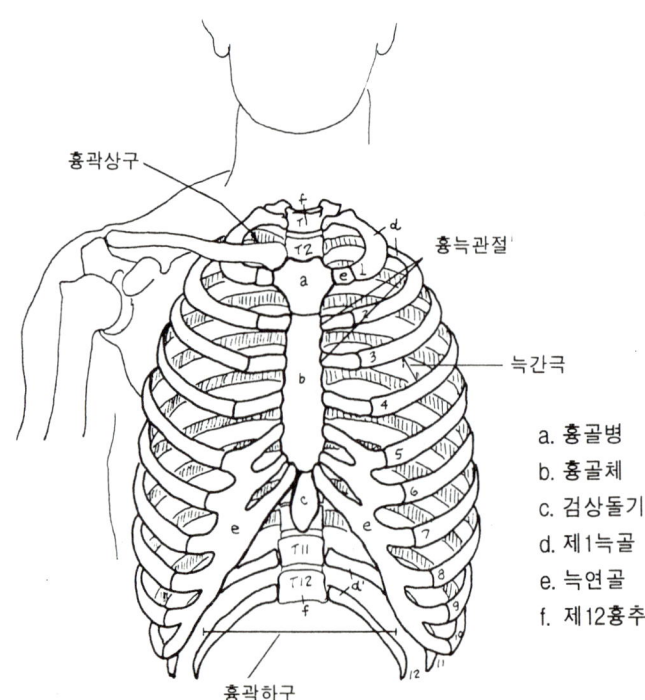

〔그림 15〕 흉곽 전면

a. 흉골병
b. 흉골체
c. 검상돌기
d. 제1늑골
e. 늑연골
f. 제12흉추

다. 요추(요추골 : lumbar vertebrae)

요추는 체중을 최종적으로 지탱하기 때문에 제일 크며, 좌우의 운동범위 보다는 전후의 운동범위가 크다.

라. 선·미추(엉치뼈 : sacral vertebra, 꼬리뼈 : coccygel vertebra)

생리적으로 후만인 선미추는 요추부와의 사이에 62~63°의 급격한 각을 이루고 있어 이를 천골곶(promontory)이라 한다. 선골에는 좌우로 네 개씩의 선골공이 있어 선골신경이 나와서 좌골신경으로 연결이 된다. 양옆에는 선장관절(엉치엉덩관절 : sacroiliac joint)이 이루어지는 이상관절면이 있다.

(3) 흉곽(胸廓)의 뼈(bones of the thorax)

흉곽은 12개의 흉추(흉추골), 12쌍의 늑골(갈비뼈) 및 하나의 흉골(복장뼈)로 흉강(가슴우리 : thoracic cavity)을 이루며 위는 흉곽상구, 아래는 흉곽하구로 되어 있다. 흉곽상구(위가슴우리문 : superior opening)는 작고 흉골병, 제1늑골 및 C_7~T_1 사이의 결합선으로 이루어져 전하방으로 비스듬하고 흉골상연이 제2흉추 하면과 같다. 흉곽하구(아래가슴우리문 : inferior opening)는 상구보다 훨씬 크고 불규칙적이며 제12흉추, 제12늑골 첨단, 늑골궁 및 검상돌기 하단으로 이루어져 있다.

가. 늑골(갈비뼈)

늑골(갈비뼈 : ribs)은 흉곽양편에 12개씩으로 뒤편에는 척추의 관절돌기와 앞으로는 늑연골(갈비뼈 연골)에 이행이 된다.

위쪽의 7쌍은 흉골의 늑골절흔(갈비패임)에 연결되어 있어 이것을 진성늑골(참갈비뼈 : true ribs)이라 부르고 나머지 5쌍은 가성늑골(거짓갈비뼈 : false ribs)이라 부른다. 8.9.10늑연골은 제7늑연골에 붙고, 11.12늑골은 홀로 떠 있어 부늑골(뜬갈비뼈 : floating ribs)이라 부른다.

나. 흉골(복장뼈)

흉골(복장뼈 : sternum)은 전흉벽 중앙에서 있는 편평한 장방형의 뼈로 14~16cm 정도로 제3~9흉추의 높이에 위치한다. 흉골은 흉골병, 흉골체, 검상돌기의 3부로 나뉘어 진다.

흉골병(복장뼈자루 : manubrium)은 흉골의 상부를 이루며, 양쪽에 있는 쇄골절흔(빗장패임 : clavicular notch)은 쇄골의 흉골단과 흉쇄관절(복장빗장관절 : sternoclavicular joint)을 이룬다. 여기에는 흉쇄유돌근이 기시한다.

흉골체(복장뼈 몸통 : body)에는 7개의 늑골절흔(갈비패임 : costal notch)이 있어 흉늑관절(복장갈비관절 : sternocostal joint)을 이룬다.

검상돌기(칼돌기 : xiphoid process)는 흉골체 하부에 있는 짧고 얇은 돌기로서 복직근이 부착하고 있다. 또한 대흉근 흉늑부가 흉골전체에서 기시한다.

2) 사지골격(體肢骨 : appendicular skeleton)

(1) 상지골(팔뼈)

상지골(팔뼈 : bones of upper limbs)은 64개의 뼈가 상지대골과 자유상지골로 나눈다.

〈표 4〉 상지골

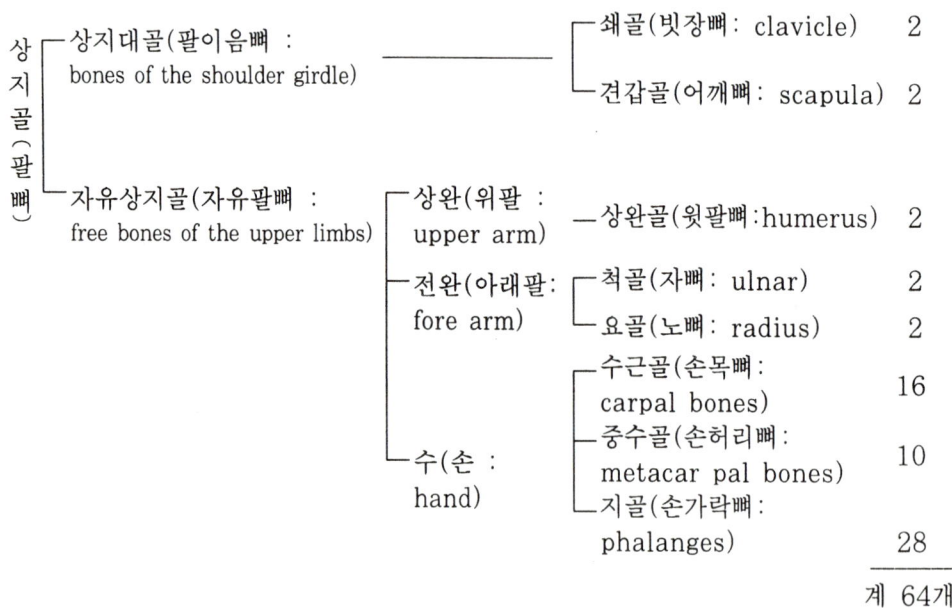

가. 상지대골(팔이음뼈 : bones of the shoulder girdle)

(가) 쇄골(빗장뼈)

쇄골(빗장뼈 : clavicle)은 흉곽의 앞윗쪽 제1늑골 바로 위에서 만져볼 수 있는 13~14.5cm 정도의 S자 모양으로 생긴 장골이다. 쇄골은 럭비나 유도 등 접촉이 심한 경기시에 골절되는 수가 많다. 안쪽의 흉골단(복장끝 : sternal end)은 흉쇄관절(복장빗장관절 : sternoclavicular joint)을 이루고 바깥쪽의 견봉단(봉우리끝 : acromial end)은 견봉(어깨봉우리)과 함께 견쇄관절(어깨봉우리 빗장관절 : acromioclavicular joint)을 이룬다. 쇄골에는 흉쇄유돌근, 대흉근, 삼각근이 기시하고 승모근과 쇄골하근이 정지한다.

(나) 견갑골(어깨뼈)

견갑골(어깨뼈 : scapular)은 길이가 9~10cm 정도되는 삼각형의 평편골로 2면, 3연, 3각, 2돌기와 3와가 있다. 늑골쪽을 늑골면(갈비면) 등쪽을 배면(등쪽면)이라 하고, 위쪽을 상연(위모서리) 척추쪽을 내측연(안모서리), 바깥쪽을 외측연(가쪽모서리)이라 하며, 상각(위각) 외측각(가쪽각) 하각(아래각)이 있으며, 견봉(어깨뼈봉우리 : acromion)과 오구돌기(뿌리돌기 : coronoid process)가 있다.

배측면의 윗쪽 1/3부근에서 비스듬히 외상방으로 뻗치는 견갑극을 중심으로 극상와(가시위 오목)와 극하와(가시아래 오목)가 있다.

외측연 윗쪽에는 관절와(관절오목 : glenoid fossa)가 있어 상완골두와 함께 전형적인 구관절을 이룬다.

견갑골의 상각 및 내측연 위 1/3부위에는 견갑거근이 정지하고, 내측연에는 견갑하근이 기시하고, 능형근과 전거근이 정지하며, 견갑극의 극상와에서는 극상근이, 극하와에서는 극하근이 기시하며, 견봉측 견갑극에는 승모근이 정지하며 견갑극 및 견봉에서는 삼각근의 후부와 중간부가 기시하며, 외측연 상 1/2에서는 소원근이 하각에서는 대원근이 기시한다. 오구돌기에서는 상완이두근, 오구완근이 기시하고 소흉근이 정지한다. 관절위결절에서는 상완이두근 장두가, 관절아래결절에서는 상완삼두근 장두가 기시한다.

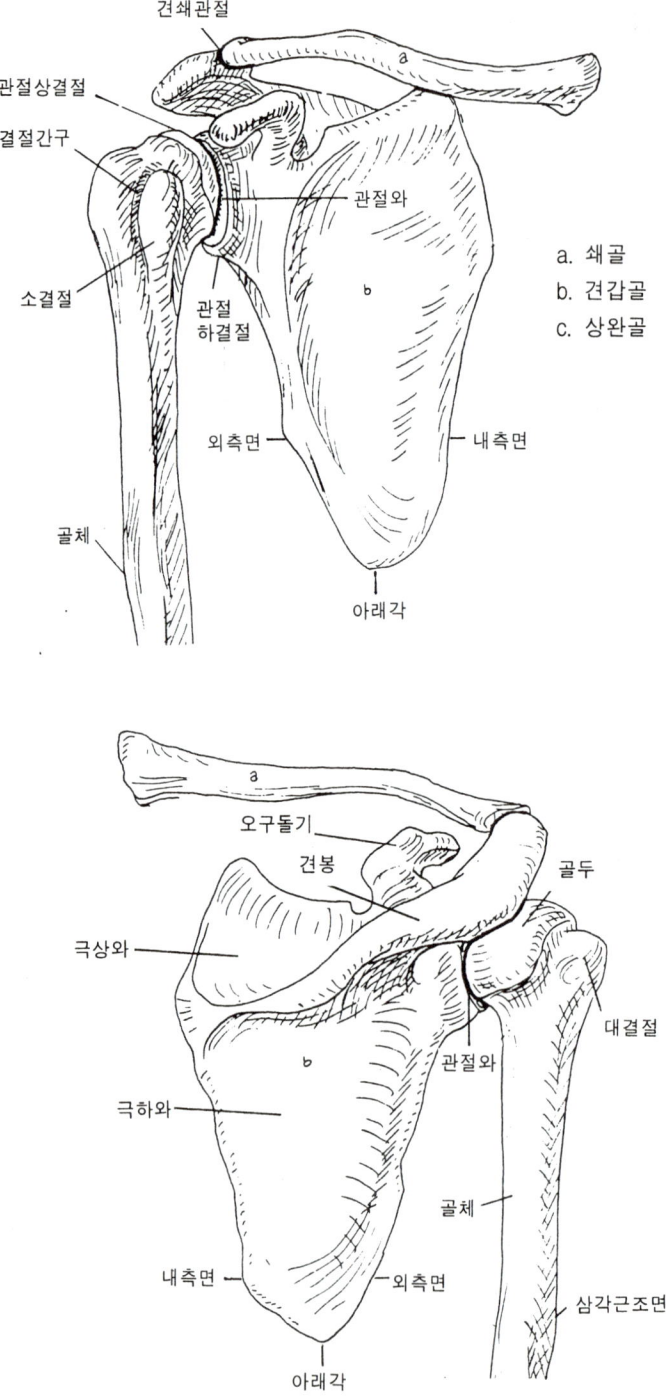

〔그림 16〕 견갑골 늑골면과 배면

나. 자유상지골(팔과 손의 뼈 : free bones of upper extrimity)

(가) 상완골(위팔뼈)

상완골(위팔뼈 : humerus)은 27.0~29.5cm의 관상장골이다. 근위단(몸쪽끝 : proximal end)은 크고 상내측으로 향하는 반구상의 상완골두(위팔뼈머리 : head)는 견갑골의 관절와와 견관절(어깨관절 : shoulder joint)을 이룬다.

관절두에는 두개의 결절이 있는데, 후외측의 대결절(큰결절 : greater tubercle)에는 극상근, 극하근 및 소원근이 부착하며, 전내측의 소결절(작은결절 : lesser tubercle)에는 견갑하근이 부착한다.

결절간구(결절사이 고랑 : intertubercular groove)는 상완이두근 장두건의 통로가 된다.

상완골두의 바로 밑의 좁은 부분을 해부경(해부목 : anatomical neck)이라 하고, 두 결절 하부의 좁은 부분을 외과경(외과목 : surgical neck)이라 하며 이곳에 골절되는 경우가 있다.

상완골체(윗팔뼈 몸통 : body)는 상반부가 원주상이고, 하반부는 삼각추형이며, 하단 부위는 앞뒤로 납작하다. 상부외측의 대결절능 밑에는 삼각근 조면(세모근육 조면 : deltoid tuberosity)이 있어 삼각근이 정지한다.

후면에는 상내측에서 하외측으로 가볍게 나선형의 요골신경구(노신경고랑 : radial nerve sulcus)가 있어 요골신경이 지나고 있다. 전면에는 전완의 굴근이 후면에는 신근이 있다.

원위단(먼쪽끝 : distal end)은 전후로 납작하고 넓어지고 외측부에는 상완골소두(위팔뼈작은머리 : capitulum)가 있어 요골두(노뼈머리)와, 내측에는 상완골활차(위팔뼈도르래 : trochlea)가 있어 척골의 활차절흔(도르래패임 : trochlea notch)과 관절하여 이 네 개의 뼈가 주관절(팔굽관절 : elbow joint)을 이룬다. 전면에는 주관절의 굴곡시 척골의 구상돌기(갈고리돌기)가 함입하는 구돌와(갈고리오목 : coronoid fossa)가 있고, 후면에는 주관절 신전시 주두가 들어가는 주두와(팔꿈치오목 : olecranon fossa)가 있다. 하부골단 양쪽에는 내측과(안쪽관절융기 : medial epicondyle)와 외측과(가쪽관절융기 : lateral epicondyle)가 있다. 내측과에서는 전완의 굴근군이 외측과에서는 전완의 신근군이 공동기시한다. 또한 내측과의 후면에는 척골신경구(자신경고랑 : ulnar nerve sulcus)가 있다.

(나) 요골(노뼈)

요골(노뼈 : radius)은 전완의 외측에 있는 길이 20~22cm 정도의 관상장골로 아래쪽이 굵다. 요골두(노뼈머리 : head)는 둥글며 주관절면으로 쌓여 있고, 상위 전면에는 요골조면(노뼈거친면 : radial tuberosity)이 있어 상완이두근건이 정지한다. 원위단은 약간 뾰족한 경상돌기(붓돌기 : styloid process)가 있다.

또한 원위단은 수근골 중의 주상골(발배뼈 : navicular bone)과 관절하여 수관절(손목관절 : wrist joint)을 이룬다.

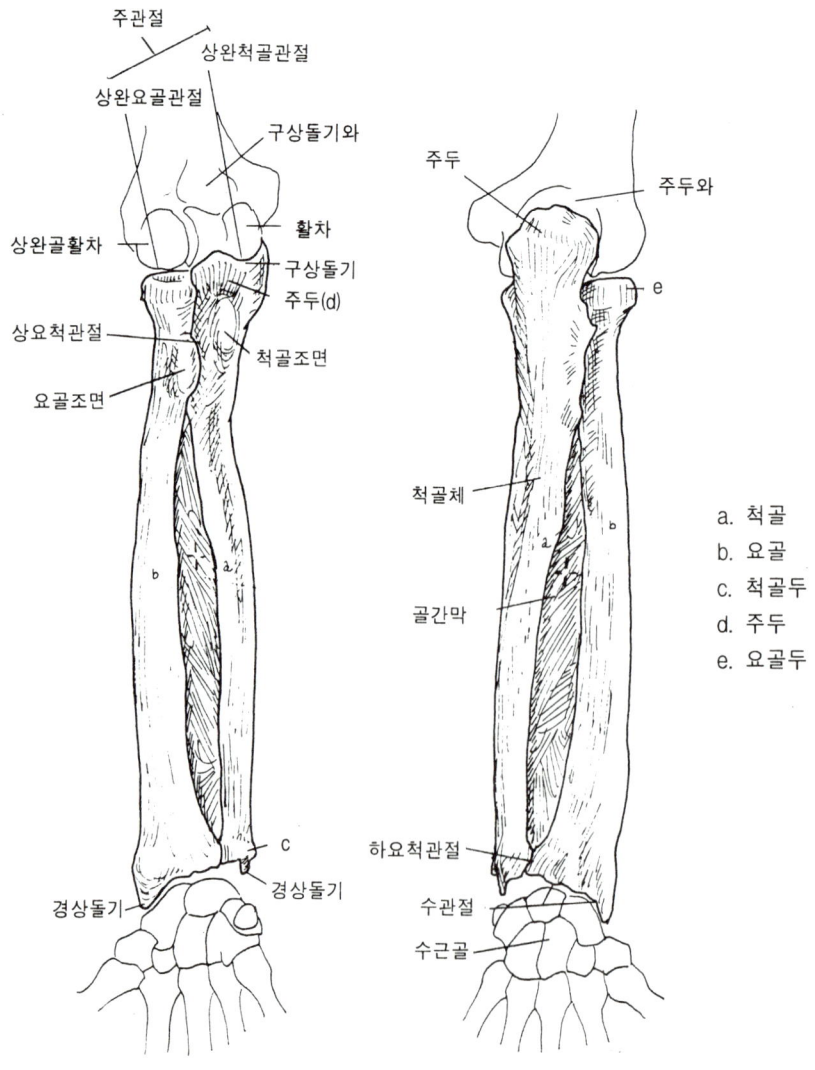

〔그림 17〕 요골과 척골의 전면과 후면

(다) 척골(자뼈)

척골(자뼈 : ulna)은 길이가 약 1자(22~24cm)가량으로 요골과 나란히 있는 관상장골이다. 근위단의 뒤쪽에 튀어 나온 부분을 주두(肘頭 : olecranon)라 하며 전면에 약간 튀어 나온 부분을 구상돌기(鉤狀突起 : coronoid process)라 하며 이 둘 사이에 깊이 패인부분을 활차절흔(滑車節痕 : trochlea notch)이라 하고 상완골활차와 관절한다.

구상돌기의 바로 밑은 척골조면(자뼈거친면)으로 상완근이 정지한다. 척골의 근위와 원위에는 각각 환상관절면이 있어 요골과 상요척관절, 하요척관절을 이루며, 그 사이는 골간막(뼈 사이막 : interosseus membrain)으로 연결이 되어 있다.

(라) 손의 뼈(bones of hand)

손의 뼈들은 수근골, 중수골 및 지골로 나눈다.

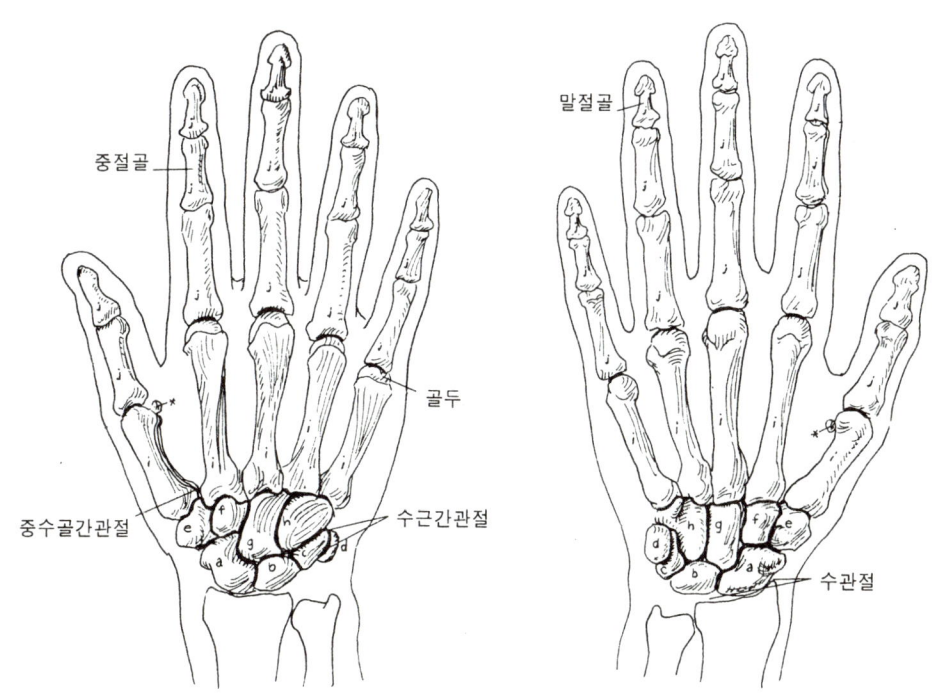

a. 주상골　b. 월상골　c. 삼각골　d. 두상골　e. 대능형골
f. 소능형골　g. 유두골　h. 유구골　i. 중수골　j. 지골

〔그림 18〕 오른쪽 수골의 전면과 후면

① 수근골(손목뼈 : carpal bones)은 수근을 이루는 8개의 뼈로서 근위열에 주상골(scaphoid bone), 월상골(lunate bone), 삼각골(triangular bone), 두상골(pisiform bone)의 4개의 뼈가 원위열에는 대능형골(trapezium bone), 소능형골(trapezoid bone), 유두골(capitate bone), 유구골(hamate bone)의 4개의 뼈로 되어 있다. 이들은 서로 골간인대로 연결되어 있으며, 서로 미끄러지는 활운동(滑運動 : gliding movement)을 하여 골절을 예방한다.

② 중수골(손허리뼈 : metacarpal bone)은 손바닥을 이루는 관상골로 5개이다.

③ 지골(손가락뼈 : phalanges)은 손가락을 이루는 뼈로 엄지손가락만 2마디이고, 나머지는 3마디씩 모두 14개이다. 3마디의 뼈 중 근위의 것을 기절골(proximal phalange), 중간의 것을 중절골(middle phalange), 원위의 것을 말절골(distal phalange)이라 한다.

(2) 하지골(다리뼈 : bones of lower limb)

하지골은 62개의 뼈로서 하지대골(다리이음뼈 : bones of pelvic girdle)과 자유하지골(자유다리뼈 : free bones of lower limb)로 나눈다.

〈표 5〉 하지골

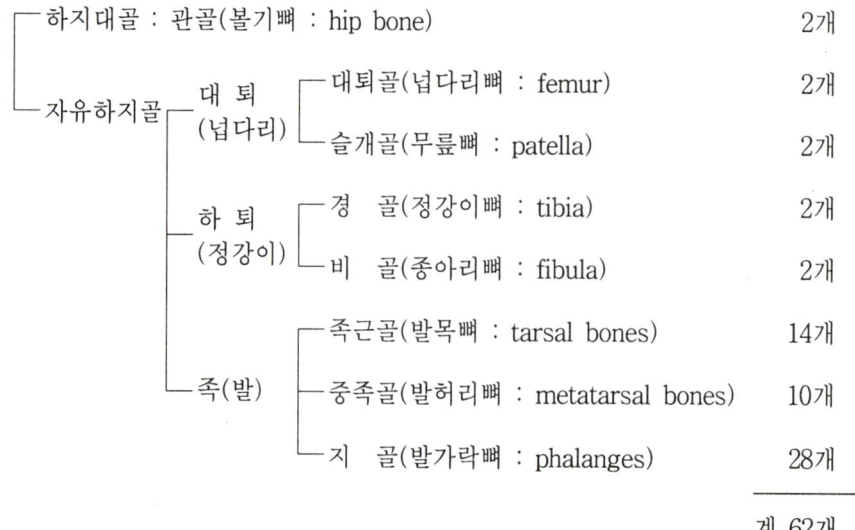

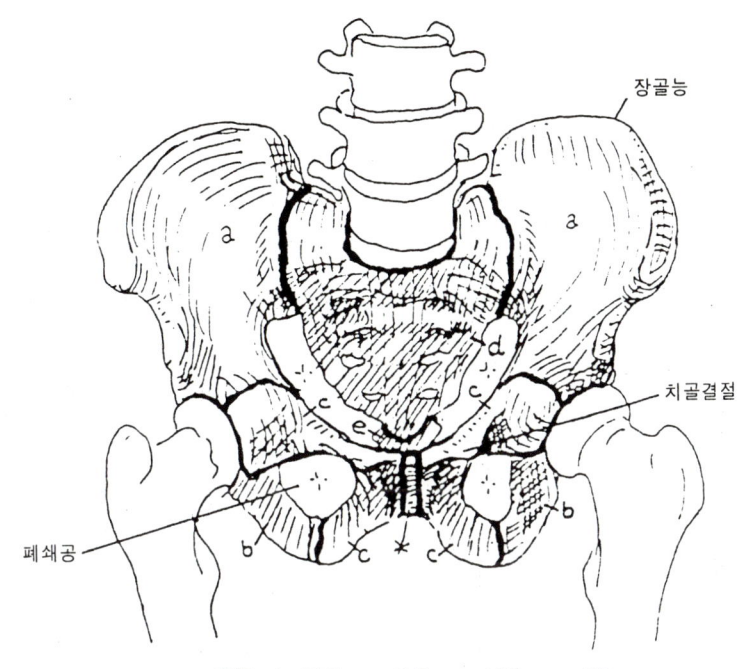

a. 장골 b. 좌골 c. 치골 d. 선골 e. 미골

〔그림 19〕 여자의 골반

가. 골 반

골반(骨盤 : pelvis)은 관골과 선미골로 이루어진 대야모양으로 두 가지가 있다. 대골반(큰골반 : greater pelvis)은 가성골반(거짓골반 : false pelvis)이라고도 하며 복강의 하부에 속하며 전방은 개방되어 있다. 소골반(작은골반 : lesser pelvis)은 진성골반(진골반 : true pelvis)이라하고 S상 결장, 직장, 방광 및 생식기를 보관한다.

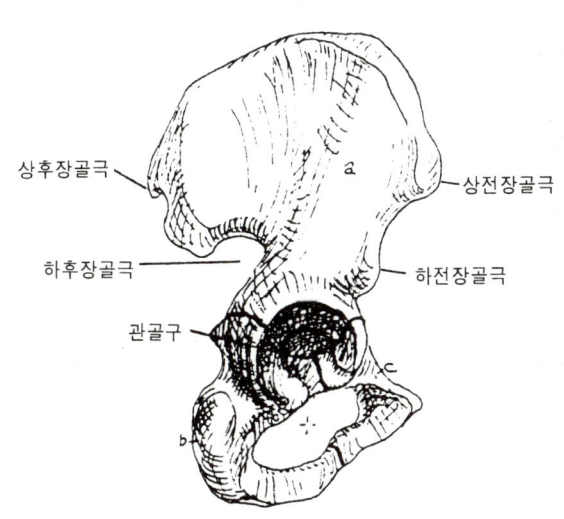

〔그림 20〕 관골의 외측면

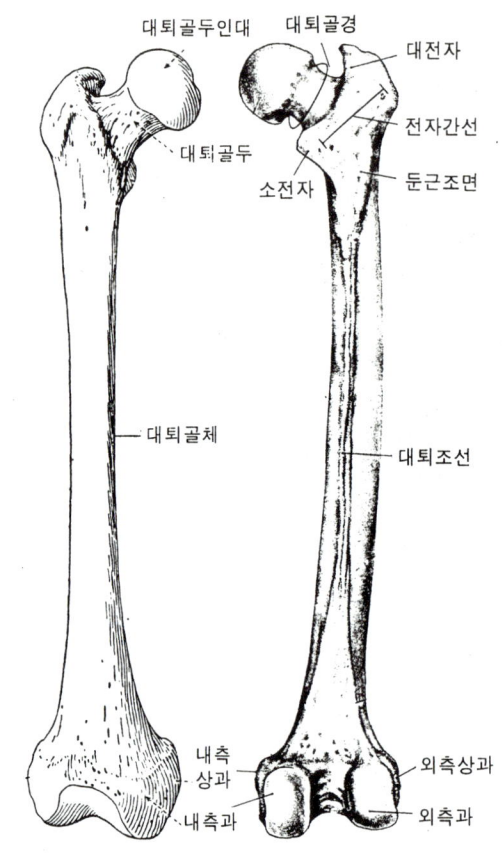

[그림 21] 대퇴의 전면과 후면

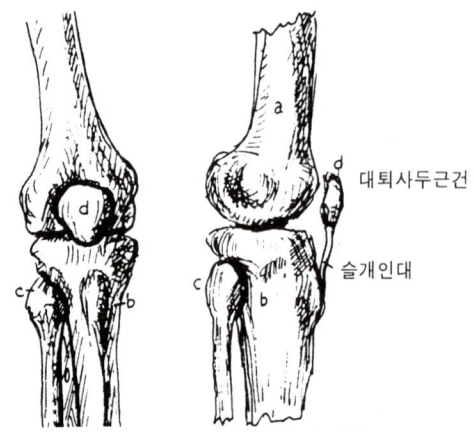

a. 대퇴골 b. 경골 c. 비골 d. 슬개골
[그림 22] 슬개골

① 관골(볼기뼈)

관골(볼기뼈 : hip bone)은 유대성이 큰 편평골로써 유소년기까지는 장골(엉덩이뼈 : ilium), 좌골(궁둥뼈 : ischium), 치골(두덩뼈 : pubis)로 나뉘어져 연결되었다가 화골(化骨)이 되어 하나의 관골이 된다. 장골은 관골의 상반부를 차지하고 상내측면이 체강쪽을 향하여 장을 받치고 있다. 선골과 장골사이에는 귀 모양의 선장관절(엉치엉덩관절 : sacroiliac joint)이 있고, 치골 사이에는 연골판을 끼고 있는 치골결합(엉덩결합 : pubic symphysis)을 이루고 있다. 좌골은 관골의 후하부를, 치골은 전하내측부를 차지하고 있다. 관골의 외측면은 절구모양의 함몰부인 관골구(볼기뼈절구 : acetabulum)가 있는데 이곳은 세 뼈가 서로 만나는 곳이며, 대퇴골두와 함께 구상관절(절구관절)인 고관절(엉덩관절 : hip joint)를 이룬다.

나. 대퇴골(넙다리뼈 : femur)

인체의 뼈 중에서 가장 긴뼈로 38.2~41.5cm이다. 반구형의 대퇴골두(넙다리뼈 머리 : head)는 위로는 관골구(볼기뼈절구)와 고관절(엉덩관절 : hip joint)을, 아래로는 경골과 슬관절(무릎관절 : knee joint)을 이룬다.

근위단에는 상내측으로 향한 대퇴골머리와 대퇴골목이 있고 골체상부의 후면에는 대전자(큰돌기 : great trochanter), 소전자(작은돌기 : lesser trochanter), 전자간능 및 전자간선이 있다. 이들과 대퇴골 체부 사이에 많은 인대와 근육이 부착되어 고관절과 슬관절의 운동을 수행하고 있다.

대퇴골의 전면은 매끄럽고 둥글지만 뒷면은 뾰족하며 위에서 아래로 이어지는 대퇴조선(거친선 : aspera line)이 있어 대퇴의 내전근들이 부착한다.

아래쪽의 원위단에 있는 두 개의 큰 뼈는 내측과(안쪽관절융기 : medial condyle)와 외측과(가쪽관절융기 : lateral condyle)이고 후면에는 깊이 패인 과간와가 있다. 이과 위에 돌출한 부분을 각각 내측상과(안쪽위관절융기 : medial epicondyle), 외측상과(가쪽위관절융기 : lateral epicondyle)라 한다.

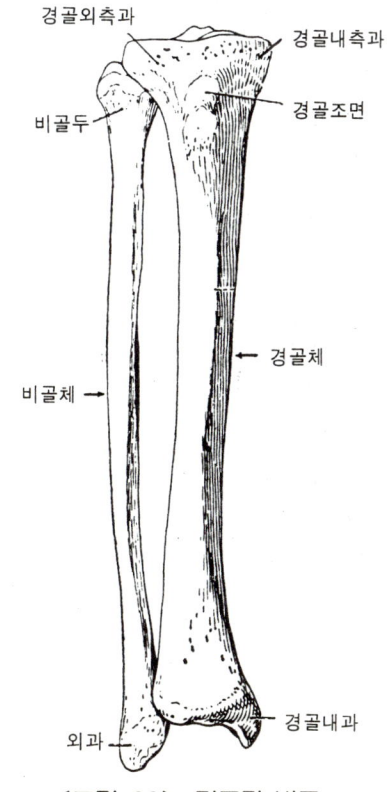

〔그림 23〕 경골과 비골

다. 슬개골(무릎뼈 : patella)

대퇴골하단 전면에 위치한 납작한 모양을 가진 종자골(sesamoid)이다. 슬개골의 상부는 대퇴사두근건이 부착하고 하면은 슬개인대(무릎인대 : patella ligament)로 연결이 된다.

라. 경골(정강뼈 : tibia)

경골(정강뼈 : tibia)은 두 개의 하퇴골 중 내부에 있는 굵은 뼈이다. 근위단은 내측과와 외측과로 넓게 되어 있으며 위의 편평한 관절면은 대퇴골의 하단 및 슬개골과 함께 슬관절(무릎관절 : knee joint)을 이룬다. 슬관절은 주관절과 함께 전형적인 접번관절(hige joint)이다. 관절면의 바로 아래는 경골조면(정강뼈 거친면 : tibial tuberosity)

으로 슬개인대의 착점이다. 경골체의 전면은 매우 예리하여 손으로 만져진다. 원위단 내측은 내과(안쪽복사 : medial malleolus)이다. 원위단의 관절면은 거골(목말뼈 : talus)과 족관절(발관절 : ankle joint)을 이룬다. 경골과 비골은 서로 위에서는 근위경비관절(proximal tibiofibular joint)을, 아래에서는 원위경비관절(distal tibiofibular joint)을 이루고 두 관절 사이는 단단한 골간막(뼈사이막 : interosseous membrane)으로 연결되어 있다.

마. 비골(종아리뼈 : fibla)

비골(종아리뼈 : fibla)은 경골의 외측에 평행하게 있는 가늘고 긴뼈로서 근위단을 비골두(head), 원위단을 외과(가쪽복사 : lateral malleolus)라 한다. jump운동을 하는 사람들에게 피로골절(stress fracture)이 올 수 있는 곳이다.

바. 족근골(발목뼈 : tarsal bones)

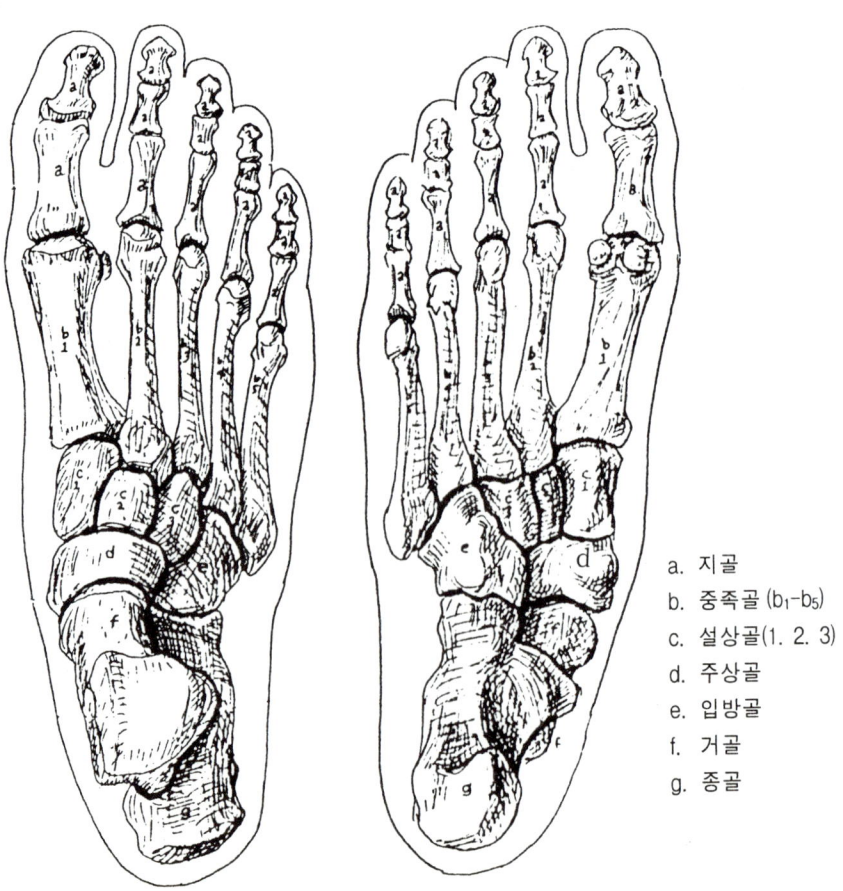

a. 지골
b. 중족골 (b₁-b₅)
c. 설상골(1. 2. 3)
d. 주상골
e. 입방골
f. 거골
g. 종골

〔그림 24〕 오른발의 등쪽과 바닥쪽

족근골(발목뼈 : tarsal bones)들은 그 모양과 크기가 다른 발의 뒤쪽에 위치한 7개의 뼈들로 서로 평면관절을 이루어 미끄러지는 운동을 한다. 종골(발꿈치뼈 : calcaneus)은 그 중 제일 큰 뼈로 뒷꿈치를 이루고, 거골(목말뼈 : talus)은 경골단 및 비골단과 족관절(발관절 : ankle joint)을 이룬다.

거골 앞에 주상골(발배뼈 : navicular bone)이 있고, 이 앞에 세 개의 설상골(쐐기뼈 : cuneiforms)은 주상골 및 제1~3중족골과 관절하고, 외측설상골, 주상골 및 거골과 관절하는 입방골(입방뼈 : cuboid)은 제4~5중족골과 관절한다.

족근골들과 중족골 사이는 족근중족관절(발목발허리관절 : tarsometatasaljoint)를 이룬다.

사. 중족골(발허리뼈 : metatarsal bones)과 지골(발가락뼈 : phalanges)

제1~5중족골은 족근골들 및 지골들과 관절한다. 14개의 지골들은 손가락뼈들과 같이 그 구조와 명칭을 같이 하고 있다.

※ 인체의 6대 관절

가. 견관절(어깨관절 : shoulder joint)

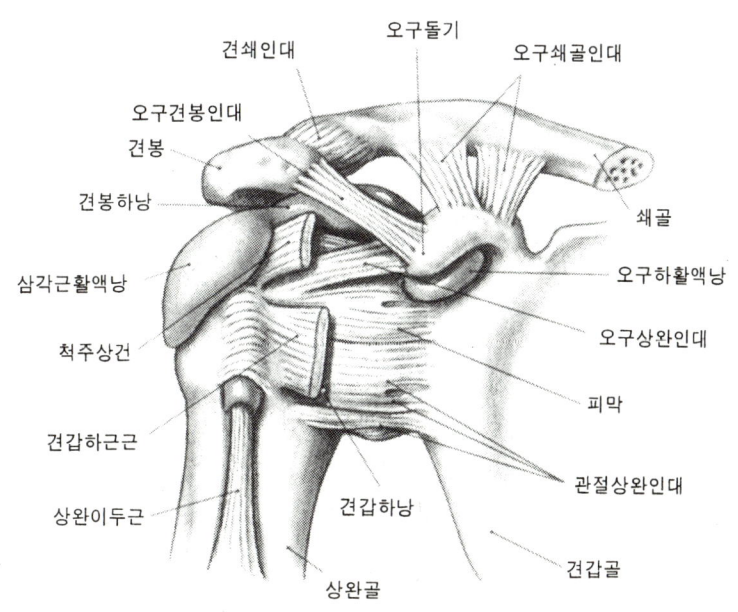

〔그림 25〕 견관절 전면

상완골두(윗팔뼈머리 : head)와 견갑골(어깨뼈)의 관절와(관절오목 : glenoid fossa)와의 사이에 이루어지는 전형적인 구상관절(ball and socket joint)로서 운동범위가 가장 넓다. 깊이가 얕으면서 오목한 관절와(관절오목)와 반구형의 상완골두(윗팔뼈머리)와의 사이에 간격을 두고 관절낭(관절주머니 : articular capsule)으로 싸여져 운동이 쉬워진다. 관절의 구조상 굴곡(굽힘)이 120°이고 외전(벌림)이 90°이나, 견갑골(어깨뼈) 자체의 회전(벌림)이 60°가량 가산되어 각각 180°와 150°까지 가능하게 된다.

나. 주관절(팔굽관절 : elbow joint)

주관절은 상완골활차(도르래)와 척골의 활차절흔(도르래패임), 상완골소두와 요골두의 사이에 이루어진 전형적인 접번관절(경첩관절 : hinge joint)이다. 상완골과 척골과는 요골보다 밀접한 거리를 가지고 있다. 주관절에서는 구조상 굴곡(굽힘 : 120°~150°)과 신전이 가능할 뿐 다른 관절과 달라서 과신전(젖힘 : hyper extension)이 되지 않는다.

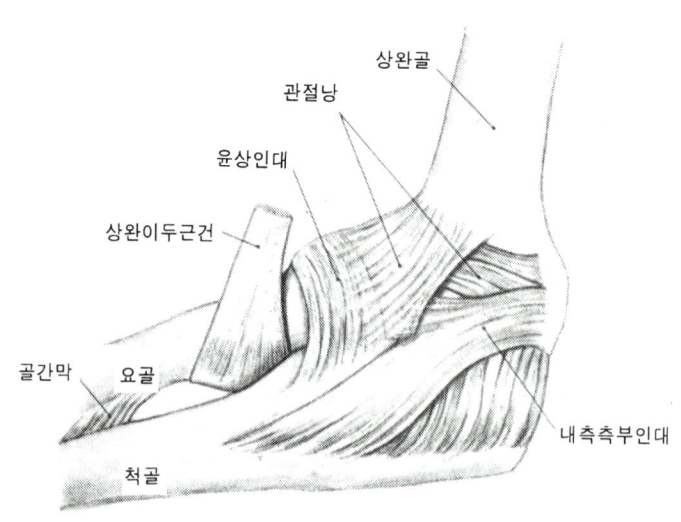

〔그림 26〕 주관절 내측면

다. 수관절(손목관절 : wrist joint)

수관절은 요골원위단(노뼈먼쪽끝)과 수근골(손목뼈)의 주상골(손배뼈)과 월상골(반달뼈) 사이에 이루어지는 2축성의 타원관절로 손목을 전후(25°~35°)와 좌우(270°)로 굴곡한다.

라. 고관절
(볼기관절 : hip joint)

관골의 관골구(볼기뼈절구 : acetabulum)와 대퇴골두(넙다리뼈머리 : head of fumor)사이에 형성되는 구상관절이다. 이것은 관절두가 관절와에 깊이 들어 있기 때문에 운동범위는 견관절보다 좁다. 대퇴골두와 관골구 사이에는 삼각주상의 대퇴골두인대(넙다리뼈인대 : ligament of femoral head)가 있어 혈관이 통한다. 관절 주위에는 윤상인대(고리인대 :annule ligament), 장골대퇴인대(엉덩넙다리인대 : iliofemoral ligament), 좌골대퇴인대(궁둥넙다리인대 : ischiofemoral ligament)와 치골대퇴인대(두덩넙다리인대 : pubofemoral ligament)들이 고관절을 강하게 고정시키고 있다. 고관절(볼기관절)의 굴신운동 범위는 100°~130°이나 무릎을 구부리면 굴곡(굽힘)운동범위가 넓어진다. 회전(돌림)은 직립시 약 90°, 내전(모음)은 약20°~30°, 외전(벌림)은 약40°~50°이다.

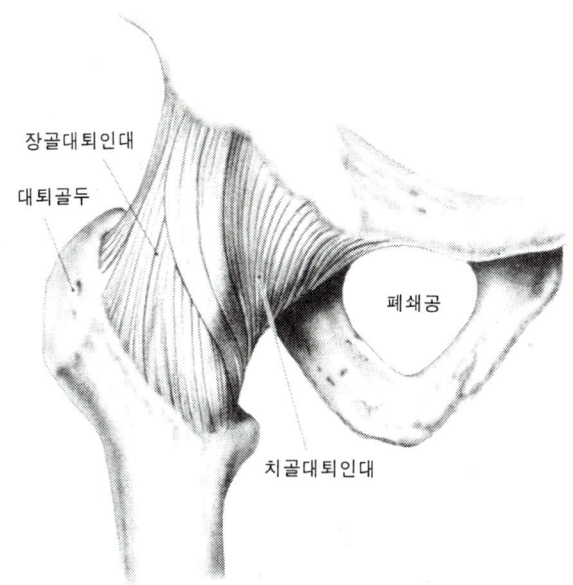

〔그림 27〕
고관절(볼기관절) 전면

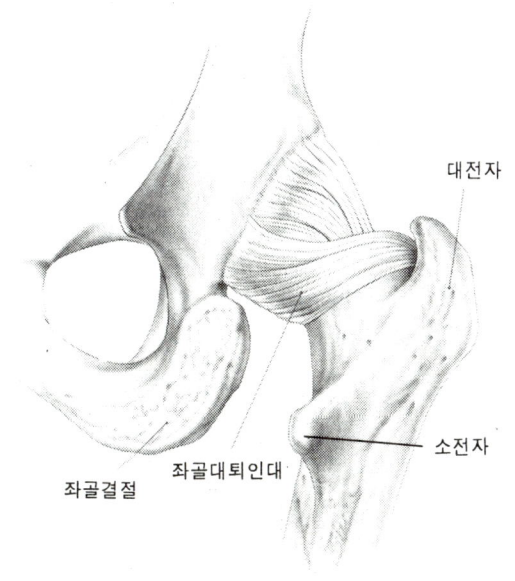

〔그림 28〕
고관절(볼기관절) 후면

마. 슬관절(무릎관절 : knee joint)

슬관절은 대퇴골 원위단+경골근위단+슬개골에 의하여 이루어지는 전형적인 접번관절(경첩관절 : hinge joint)이다. 경골의 근위단에는 외측반월(가쪽반달 : lateral meniscus)과 내측반월(안쪽반달 : medial meniscus)이라는 말 안장 같은 섬유성 연골인 관절반월(관절반달 : articular meniscus)이 있고, 두 개의 반월(반달)을 잇는 횡인대(무릎가로인대)가 있다. 또한 경골의 과간융기(융기사이 융기 : intercondylar emience)에서는 전십자인대(앞십자인대 : anterior cruciate ligament)와 후십자인대(뒤십자인대 : posterior cruciate ligament)가 십자형으로 교차하며 슬관절을 고정시킨다. 대퇴사두근건은 슬개골 위를, 슬개인대(무릎뼈인대 : patella ligament)는 슬개골 하단에서 경골 조면에 강력하게 정지한다. 또한 슬관절의 내측에는 내측측부인대(안쪽곁인대 : medial ligament)가 외측에는 외측측부인대(가쪽곁인대 : lateral ligament)가, 슬관절의 후면에는 슬와인대가 부착하여, 슬관절을 고정시킨다.

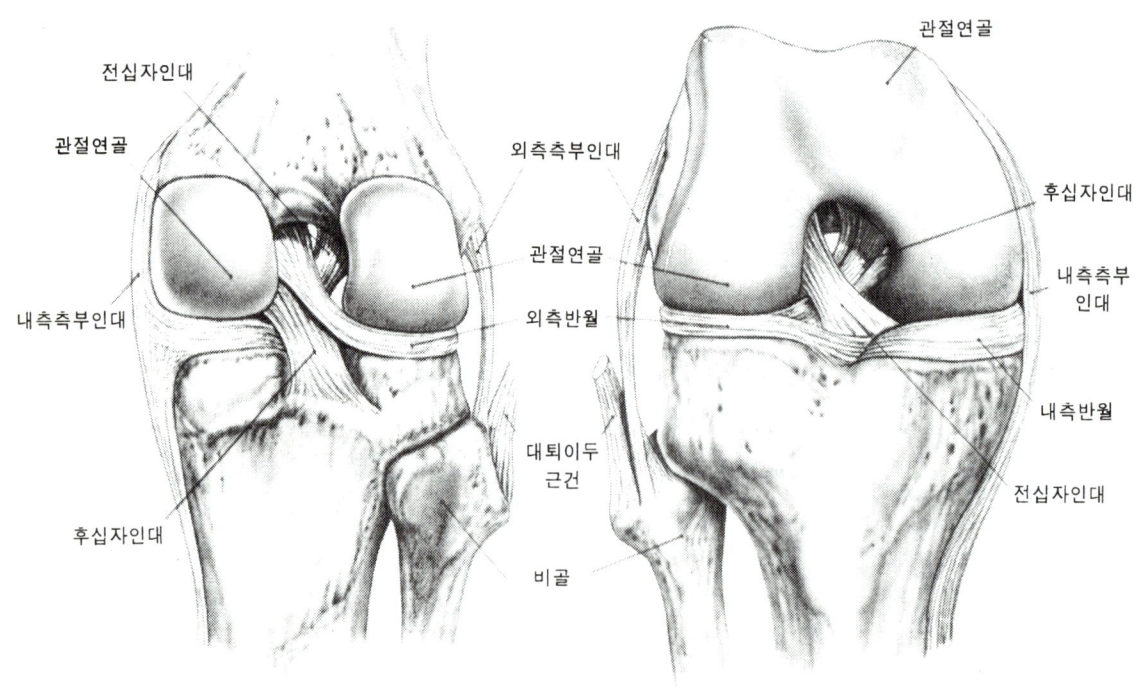

〔그림 29〕 오른무릎 뒷면과 앞면

바. 족관절(발목관절 : ankle joint)

족관절은 경골과 비골의 원위단과 거골 사이에서 이루어지는 전형적인 접번 관절이다. 이 관절은 뒤로는 종골건(발꿈치힘줄 : achilles tendon)이 내측엔 삼각인대 등이 강력하게 보강하고 있다. 이 관절의 운동은 굴곡(굽힘 : 발등쪽)이 30°~35°, 신전(폄 : 발바닥쪽)이 40°~45°이다.

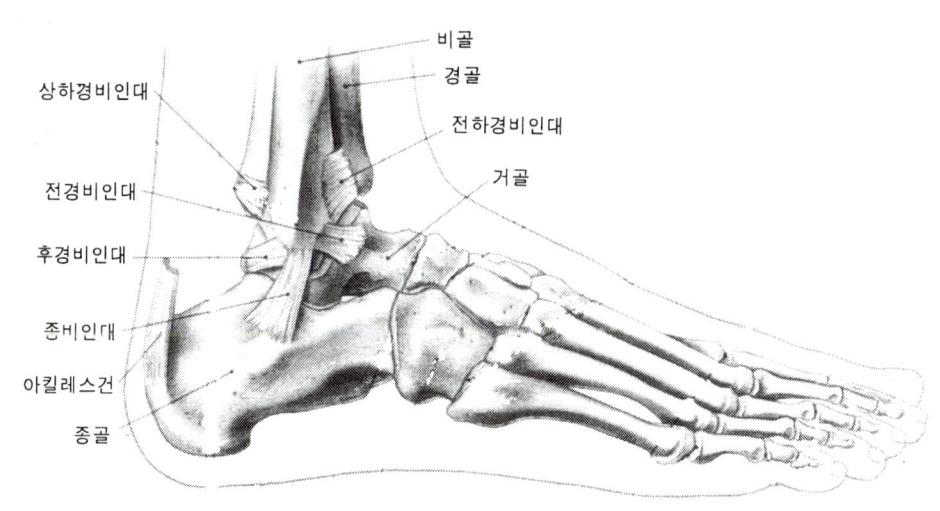

〔그림 30〕 족관절 외측면

※ 골절(骨折 : fracture)

골절은 골조직이 부분적 또는 완전히 부러진 상태를 말하는데, 골절을 일으키는 원인으로는 외상, 전도, 타박, 질병을 들 수 있다. 골절에는 세 가지 유형이 있다. 단순골절(simple fracture)은 뼈가 단순히 부러진 상태를 말하며, 복잡골절(compound fracture)는 부러진 뼈가 피부를 뚫고 나와 체외로 노출된 경우를 말하는데, 이 때는 감염이 되지 않도록 세심한 주의를 해야한다. 스트레스 골절(stress fracture)은 뼈가 하중을 이기지 못하고 금이 간다든가 부러지는 경우를 말한다. jump를 많이 하는 사람에게서 가끔 나타나는 골절이다.

골절의 치유기간은 대상에 따라 차이가 있으나, 대퇴골 경부(넙다리뼈목 : 12주), 대퇴골체(넙다리뼈몸 : 10주), 경골(정강뼈 : 7주), 상완골(위팔뼈 : 6주), 전완골(아래팔뼈 : 5주), 쇄골(빗장뼈 : 4주)에 따라 치유기간의 차이가 있다.

제 4 장

근 육 계

1. 골격근의 구조(structure of skeletal mucsle)

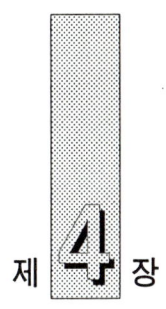

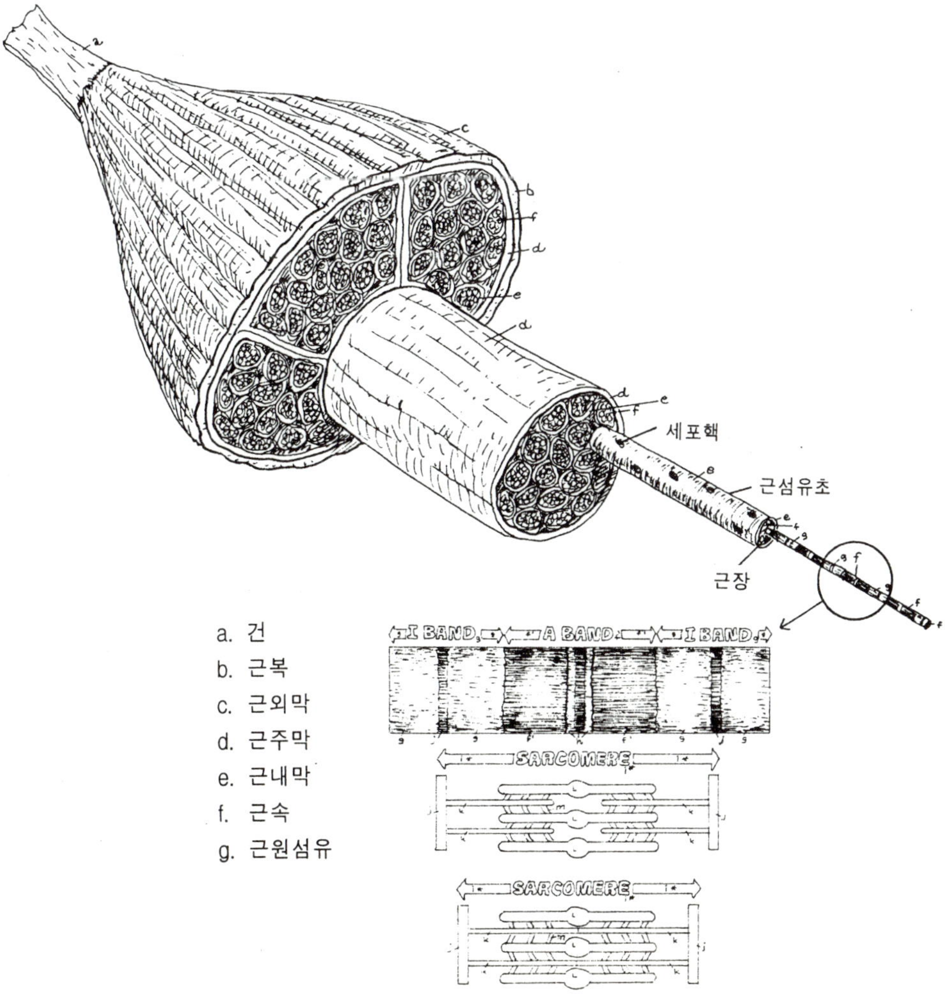

a. 건
b. 근복
c. 근외막
d. 근주막
e. 근내막
f. 근속
g. 근원섬유

〔그림 31〕 골격근의 구조

근육은 다수의 근속(근육다발 : muscle bundle=fascicle)이 모여 다발을 이루어 뭉쳐진 것을 말한다. 근을 싸고 있는 막을 근막 또는 근외막(근육바깥막 : epimysium)이라하고 근속을 싸고 있는 막은 근주막(근육다발막 : perimysium)이라 한다. 이 근속은 다시 다수의 근섬유(근육섬유 : muscle cell)로 되어 있다. 이 근섬유는 근섬유초(근형질막 : sarcolema)라 불리는 엷은 결합조직으로 싸여 있다. 이 막의 일부가 자극되어 흥분이 세포막 전체로 퍼지게 된다. 이를 둘러싼 막이 근내막(근육속막 : endomysium)이다. 근 섬유의 내부는 다시 근원섬유(筋原纖維 : myofiber)라 부르는 가늘고 긴 올실 형태로 되어 있다.

또 근원섬유는 더 가늘고 평행으로 된 400~2500개의 미세섬유(근세사 : filament)로 구성된다. 이 미세섬유는 단백질의 일종인 근세사(actomyosin)로 되어 있는데 이는 actin filament와 myosin filament로 배열되어 있고, 근이 수축할 때 actin filament가 myosin filament로 미끌어 들어가는(滑走運動) 것이다.

근원섬유와 근원섬유 사이에는 반유동성의 근장(筋漿 : sarcoplasm)으로 메워져 있는데, 근원섬유의 양이 상대적으로 많은 것은 육안으로도 약간 밝게 보이는 백근(white muscle : fast twitch muscle)으로 순발력운동 시에 동원이 되며, 반대로 근장의 비율이 많은 근은 암적색으로 적근(red muscle : slow twitch muscle)이라 하여 지구력운동에 동원이 된다. 자세를 유지하는 근육들은 90%가 적근으로 근의 긴장과 자세를 유지시키고, 사지의 근육들은 신속한 운동을 위해서 좀 더 많은 중간섬유(근)나 백근을 가지고 있다. 사지의 근에서 장거리 주자는 80%, 단거리 주자는 60% 정도의 적근을 가지고 있다. 좋은 마라톤선수는 좋은 단거리 선수는 아니고, 훌륭한 스프린터(sprinter)는 마라톤(marathon)에서는 승리하지 못한다.

2. 골격근의 부착

인체의 운동은 대개 골격근(뼈대근육 : skeletal muscle)에 의존한다. 즉 수의근(voluntary muscle)인 골격근의 수축에 의하여 뼈를 움직이게 한다. 그러기 위해 골격근은 많은 양의 산소와 영양을 필요로 한다. 산소와 영양이 부족할 때 근은 경련(spasm)을 일으킨다. 대개의 근은 단단한 결합조직(connetive tissue)인 건(힘줄 : tendon)에 이행(移行)이 되어, 뼈를 둘러싼 골막(뼈겉막 : periosteum)에 붙는다. 근이 비대한 중앙부를 근복(힘살 : muscle belly)이라 하고, 한쪽 끝은 근두(갈래 : head), 또 한쪽을 근미(꼬리 : cauda)라 하며 근두가 뼈와 결합하는 부위를 기시(이는곳 : origin)라 하고 근미를 정지(닿는 곳 : insertion)라 한다.

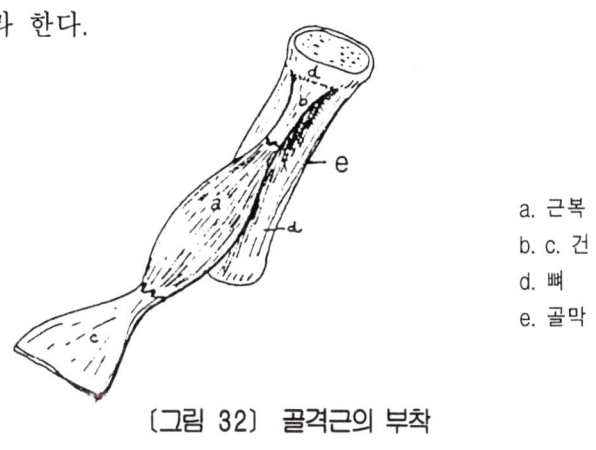

a. 근복
b. c. 건
d. 뼈
e. 골막

〔그림 32〕 골격근의 부착

3. 근의 형태(type of muscles)

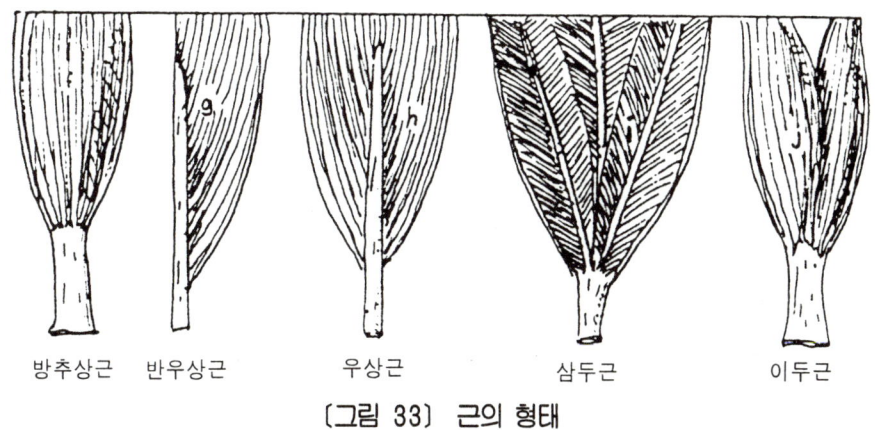

방추상근   반우상근   우상근   삼두근   이두근

〔그림 33〕 근의 형태

근은 그 형태에 따라 각각 다른 명칭을 가지고 있다. 근의 이상형은 방추상근 (방추근육 : fusiform)이지만 반우상근(반깃근육 : unipennate), 우상근(깃근육 : bipennate), 다우상근(뭇깃근육 : multipennate), 이두근(두갈래근 : biceps), 삼두근(세갈래근 : triceps), 사두근(네갈래근 : quadriceps)으로 나눈다.

4. 동작의 기계적 원리(mechanics of movement)

골격근은 지렛대(lever)와 같은 기계적 원리에 의해서 근 수축의 효율을 증가시키고 있다. 지레의 원리는 막대를 받치고 있는 받침점(fulcrum : 관절=jont), 힘을 가해주는 힘점(force : 근육=muscle), 그리고 물체에 힘이 작용하는 점을 일점(resistance : 체중=weight) 사이의 관계로 설명할 수 있다.

① 1종지레는 힘(effort) 즉 근(muscle)이 수축에 의하여 관절을 받침점으로 하여, 움직이게 하는 일의 효과를 얻는다.

머리를 좌우로 돌리거나, 고개를 숙이고 뒤로 젖힐 때 일어나는 형태이다.

② 2종지레는 힘점과 받침점 사이에 일점이 존재하는 것으로 발끝으로 뒷꿈치드는 예이다.

③ 3종지레는 받침점과 일점 사이에 힘점이 있는 것으로 손에 물건을 들어올리는 예이다.

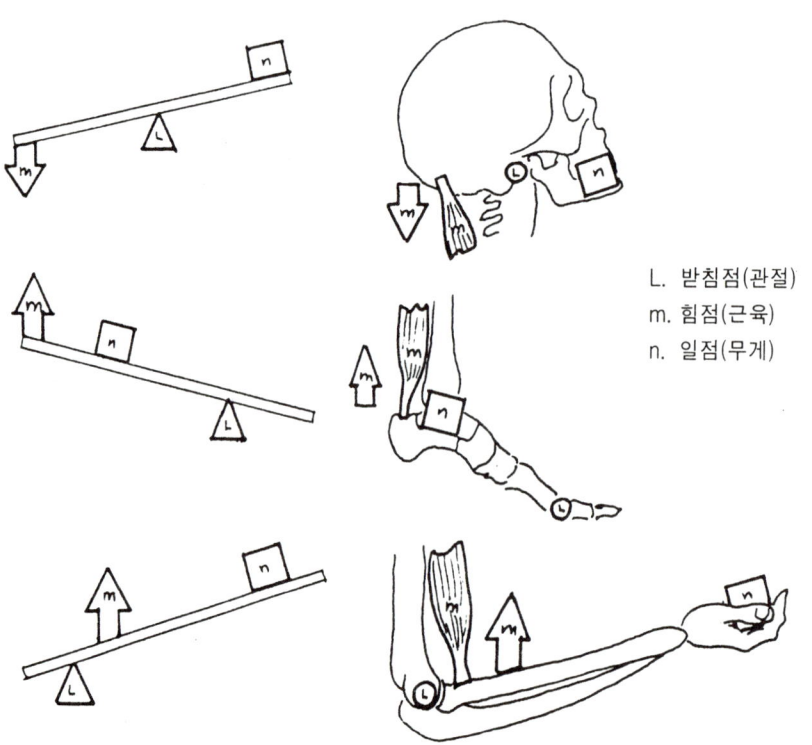

L. 받침점(관절)
m. 힘점(근육)
n. 일점(무게)

〔그림 34〕 지레의 원리

5. 부위에 따른 근육과 운동

인체의 운동에 관여하는 195쌍의 근육은 아래와 같이 분류한다.

⟨표 6⟩ 근의 분류

```
배측근 ─── 배부의 근 ·············································· 22쌍
         복측구간근···두부(32쌍), 경부(14쌍), 흉부(11쌍)
                    복부(11쌍), 미골부(3쌍) ·············· 71쌍
         사  지  근···상지(43쌍)
                    하지(59쌍) ······························ 102쌍
                                                    계 195쌍
```

1) 배부의 근육(muscles of the back)

후두부에서 미골까지 배면에 길게 걸쳐 있는 근군으로 천배근과 심배근으로 나눈다.

(1) 천배근(淺背筋 : superficial muscles of the back)

등쪽의 뼈에서 기시(이는 곳 : origin)하여 견갑골, 쇄골 및 상완골에 정지(닿는 곳 : insertion)하고, 이근군은 상지의 운동에 관여한다.

⟨표 7⟩ 배부의 천배근

근 육	기 시	정 지	작 용
승모근 (등세모근: trapezius)	삼각형이며 반대쪽과 합쳐 능형판이다. 외후두융기, 상항선, 항인대, 전 흉추의 극돌기 및 극간인대에서 시작	상부의 근은 쇄골 외측단, 견봉에 중부의 근은 견갑극에 하부의 근은 견봉 및 견갑극 선단에 정지	승모근은 자세유지근으로 상부는 견갑거근과 전거근의 일부와 함께 어깨를 유지하고 견갑골을 어깨 방향으로 끌어올려 외측으로 회선하는 작용을 한다.

근육	기시	정지	작용
(능형근) 소능형근 (작은마름근: rhomboideus minor) 대능형근 (큰마름근: rhomboideus major)	(승모근에 덮힌 능형의 얇은 근육이다.) 1~3흉추의 극돌기 4~6흉추의 극돌기	견갑골 내측연 하 2/3	승모근의 하부와 길항적으로 움직이며 견갑골을 정상의 위치에 유지하게 하고 내측으로 회전시켜 관절와를 밑으로 향하게 한다.
견갑거근 (어깨올림근: levator scapula)	1~4경추의 횡돌기	견갑골 상각 및 내측연 상1/3 소능형근과 경계를 이룬다.	견갑골을 위로 끌어 올림
광배근 (넓은등근: latissius dorsi)	등쪽의 하반부를 덮으며, 6~12흉추의 극돌기까지는 승모근에 덮여 있고, 요배근막 9~12늑골과 장골능에서 시작	대원근과 같이 상완골의 소결절능	상완이 하수(下垂)되어 있을 때 내후방으로 당기고, 상완을 올렸을 때는 강하게 밑으로 끌어내린다. (이 근육의 기능이 소실되면 어깨가 앞으로 쏠려 상완을 앞으로 끌어내리는 작용이 아주 약하다.)

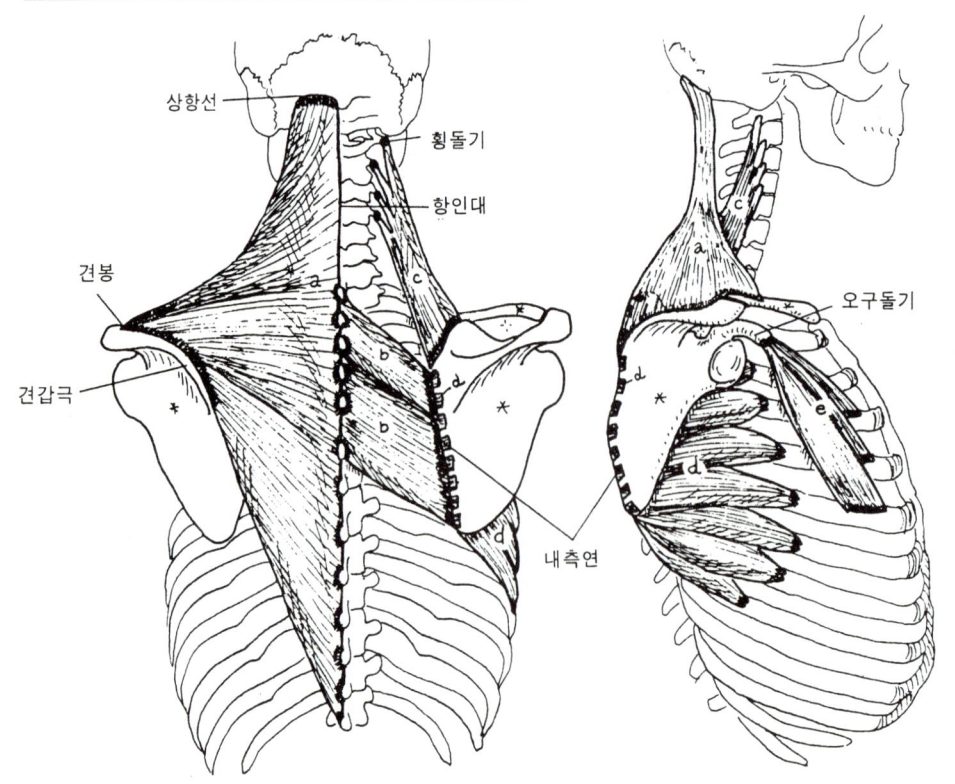

a. 승모근 b. (소·대)능형근 c. 견갑거근 d. 전거근 e. 소흉근

〔그림 35〕 견갑골 부착근(後)

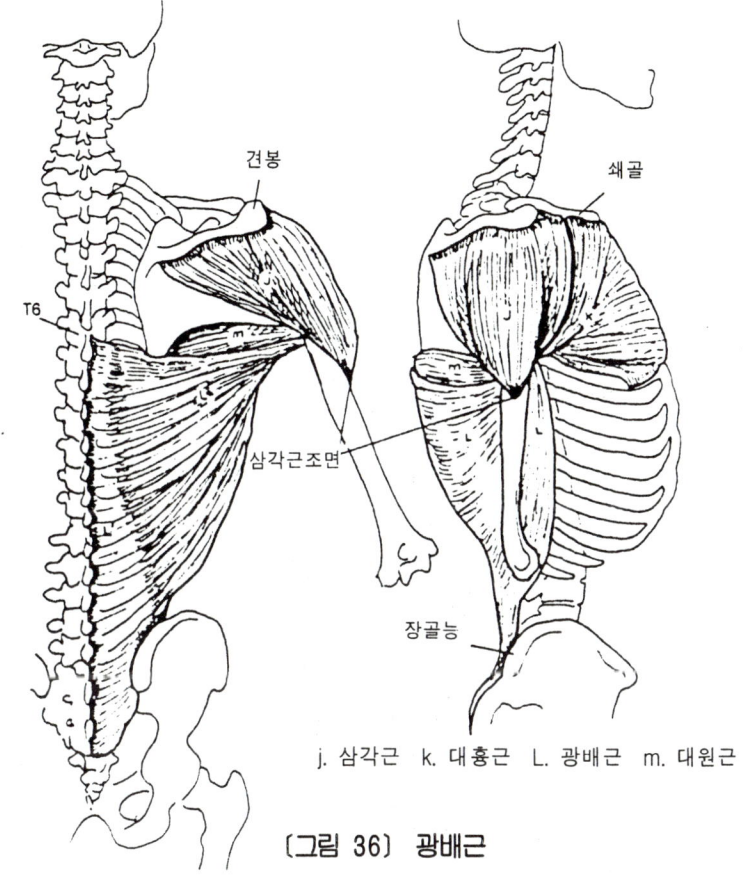

j. 삼각근 k. 대흉근 L. 광배근 m. 대원근

[그림 36] 광배근

(2) 심배근(深背筋 : deep muscles of the back)

배근의 심층을 이루고 체간의 뼈들을 움직이는 근군으로 늑골의 근육과 고유배근으로 나눈다.

가. 늑골의 근

<표 8> 늑골의 근

근 명	기 시	정 지	작 용
상후거근 (위 뒤톱니근: posterior superior serratus)	능형근에 덮여서 제5~7경추 위 항인대와 제1~2흉추 극돌기	제2~5 늑골각 외측	제2~5상부늑골을 올리는 작용
하후거근 (아래 뒤톱니근: posterior inferior serratus)	광배근에 덮여있고 제11~12흉추와 제1~2요추 높이의 요배근막	제9~12 늑골 외측부 아래면	제9~12하부늑골을 끌어내리고, 횡격막이 위로 올라갈 때 늑골을 고정시킨다.

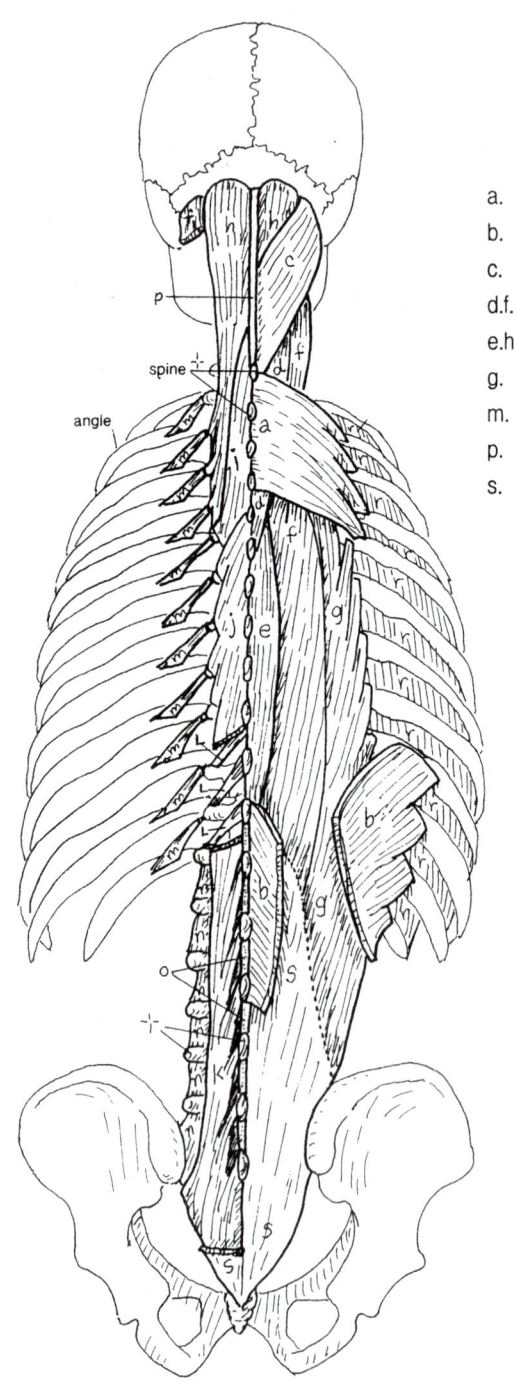

〔그림 37〕 등과 목의 근육

나. 고유배근(固有背筋 : back true muscle=dorsal muscle proper)

배부에서 가장 깊은 곳에 있는 근군이며, 극돌기의 외측에 있는 홈에 세로로 위치하는 근군으로, 척주와 머리를 받치고 그 운동을 하는 것들이다.

① 천층근군 : 척주기립근(척주세움근 : erector spinae)
② 심층근군 : 횡돌극근(transverso spinalis), 극간근(spinalis), 횡돌간근 (intertransversarii), 다열근(여러갈래근 : multifidus m.)은 선추(sacrum)에서 제2경추(axis)의 극돌기양옆 들어간 곳(groove)을 채우고 있는 근육질(fleshy)과 단단한 섬유(tendinus fasciculi)로 구성되어 있다. 근 섬유는 척추기립근의 밑에 깔려 있다.

〈표 9〉 척주기립근

근 명	기 시	정 지	작 용
장늑근 (엉덩갈비근: iliocostalis)	최장근과 공동으로 선골의 후면, 전요추의 극돌기, 요배근막 등에서 시작하여 최장근의 외측을 상행한다.	전 늑골각 및 제3~7경추의 횡돌기	3개의 근이 공동으로 수축하면 척주를 일어서게 하고, 늑골을 인하한다. 한쪽만 작용하면 그쪽으로 회전시킨다. 이들 3개의 근들이 공동으로 척주를 직립위에 두므로 척주기립근(elector spinae)이라 한다.
최장근 (가장긴근: longissimus)	장늑근과 같이 전요추의 극돌기, 선골, 장골능 등에서 시작하여 제1~4흉추의 횡돌기와 제3~7경추의 횡돌기	제11~12흉추 횡돌기 제2~6경추횡돌기 유양돌기	
극근 (가시근: spinalis)	최장근의 내측에 유착하고 제4~11흉추의 극돌기	제2~8흉추의 극돌기	

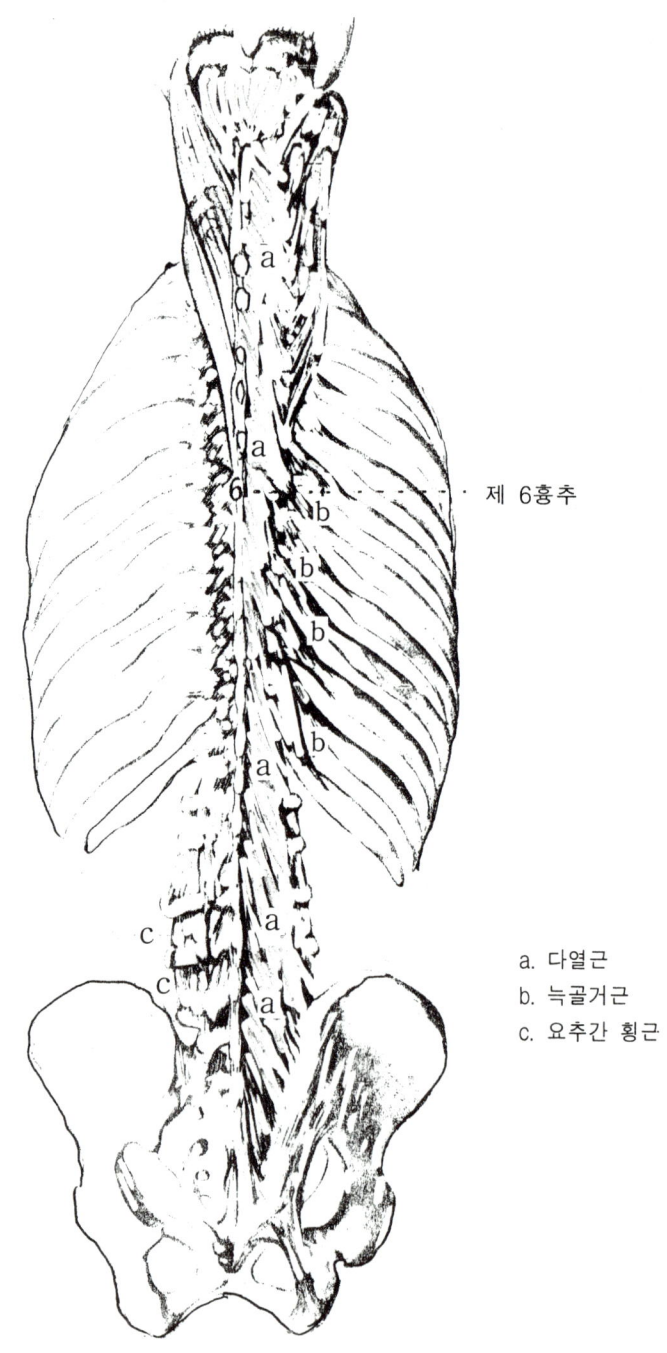

〔그림 38〕 심배근(the deep back muscles)

〈표 10〉 다열근

근 명	기 시	정 지	작 용
다열근 (여러갈래근: multifidus)	추부위 흉곽부위 요추부위	4~5 상위 척추의 극돌기	기시쪽으로 척주를 당겨 회전시키며, 양쪽이 동시에 작용하면 척주를 펴준다.
	선골부위 : 제4선골공 상후장골극, 선장인대	비껴방향으로 요추의 극돌기에 부착	

2) 두부의 근육(muscles of the head)

두부의 근육은 표정근(표정근육 : muscles of facial expression)과 저작근(씹기근육 : muscles of mastication)으로 나눈다.

(1) 표정근(표정근육)

얼굴의 뼈와 피부와의 연결을 맡고 있는 피근(피부근육 : cutaneous muscle)으로서 이것이 수축하면 얼굴의 피부가 움직이며 희노애락의 여러 가지 표정을 나타낸다.

① 전두근(이마힘살 : frontalis) (g)
② 추미근(눈썹주름근 : corrugator) : 눈썹을 아래안쪽으로 당기고, 좌우미간의 주름을 만든다 (h).
③ 안륜근(눈둘레근 : orbicularis oculi) (b)
④ 비 근(코근 : nasalis) (o)
⑤ 구륜근(입둘레근 : orbicularis oris) (m)
⑥ 협 근(볼근 : buccinator) (n)
⑦ 대관골근(큰광대근 : zygomaticus major) (e)
⑧ 소 근(입꼬리당김근 : risorius) (f)
⑨ 이 근(턱끝근 : mentalis) (k)

⑩ 상순거근(위입술올림근 : levator labii superioris) (c)
⑪ 구각거근(입꼬리올림근 : levator anguli oris) (d)
⑫ 하순하제근(아래입술내림근 : depressor labii inferi oris) (j)
⑬ 구각하제근(입꼬리내림근 : depressor anguli oris) (i)
⑭ 측두근(관자근 : teporalis) (p)

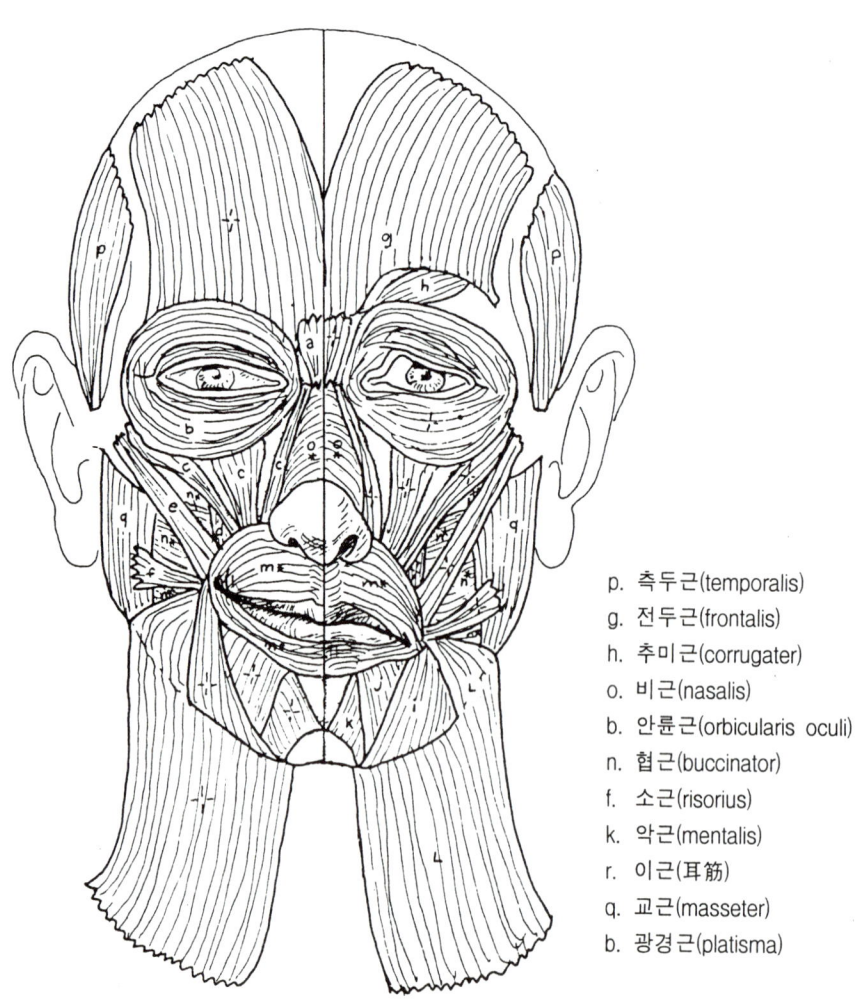

p. 측두근(temporalis)
g. 전두근(frontalis)
h. 추미근(corrugater)
o. 비근(nasalis)
b. 안륜근(orbicularis oculi)
n. 협근(buccinator)
f. 소근(risorius)
k. 악근(mentalis)
r. 이근(耳筋)
q. 교근(masseter)
b. 광경근(platisma)

〔그림 39〕 두부의 근(표정근과 저작근)

(2) 저작근(씹기근육)

두개저에서 기시하여 하악골에 정지하고 저작운동을 한다.

① 측두근
(관자근 : temporalis) (p)
② 교 근
(깨물근 : masster) (q)
③ 외측익돌근
(가쪽날개근 : lateral pterygoid)
④ 내측익돌근
(안쪽날개근 : medial pterygoid)

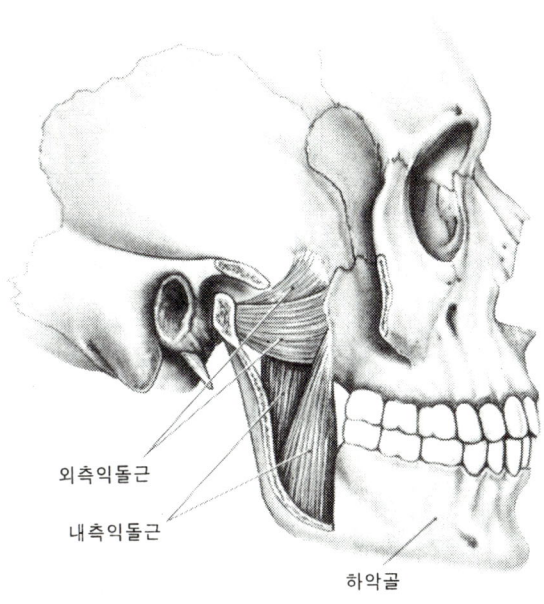

〔그림 40〕 익돌근

3) 경부의 근(muscles of the neck)

(1) 피하경근(superficial muscles of the neck)

피하경근은 광경근(넓은목근 : platysma)이다. 제1~2늑골 사이에서 일어나고 하악골 저부에서 그친다.

이것은 폭 넓고 얇은 사각판상의 피근(皮筋)으로 목에 주름을 잡아주고, 구각을 아래로 당겨서 슬픈 표정을 짓게 한다.

(2) 측경근(側頸筋 : lateral muscles of the neck)

측경근은 흉쇄유돌근(목빗근 : sternocleidomastoidius)이다.

이것은 쇄골의 흉골단쪽과 흉골병에서 기시하여 측두골의 유양돌기에 정지한다. 이 근이 동시에 작용하면 머리가 뒤로 젖혀지고, 한쪽이 작용하면 머리와 턱을 반대쪽으로 돌린다.

출생시의 장애나 다른 이유로 흉쇄유돌근이 단축하면 사경(斜頸)이 된다.(a)

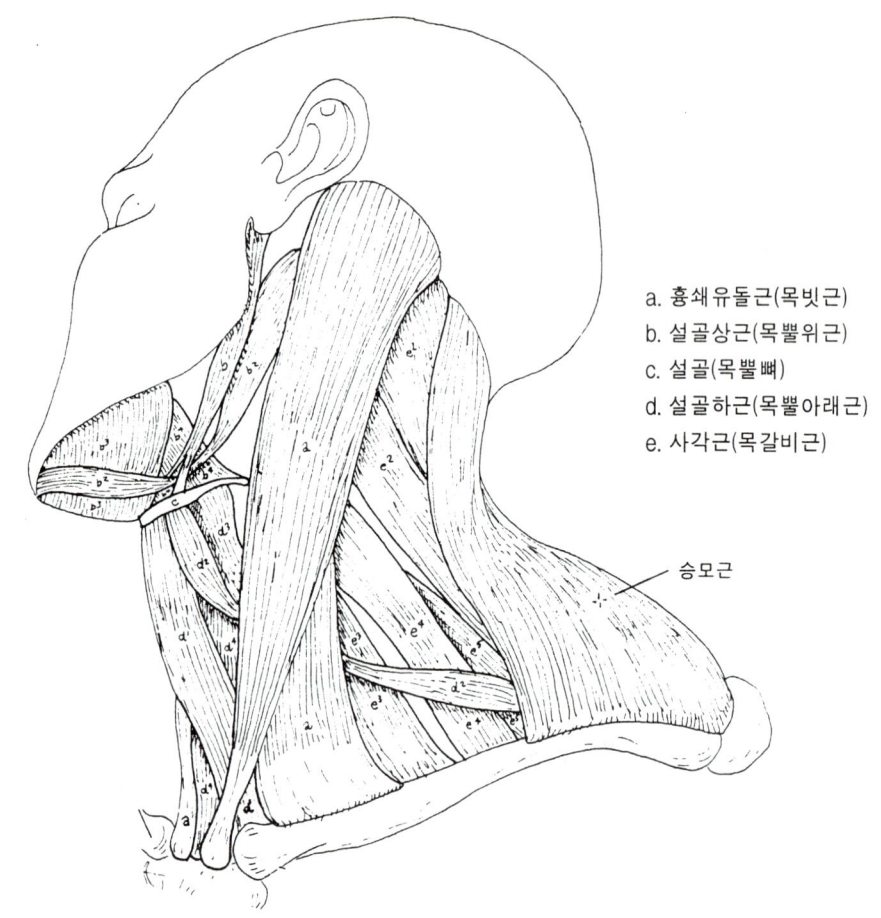

a. 흉쇄유돌근(목빗근)
b. 설골상근(목뿔위근)
c. 설골(목뿔뼈)
d. 설골하근(목뿔아래근)
e. 사각근(목갈비근)

승모근

〔그림 41〕 경부의 근

(3) 전경근(前頸筋 : anterior muscles of the neck)

전경부의 근은 설골과 관계가 있는 설골근(목뿔근육 : hyoid muscle)인데, 이는 설골상근(목뿔위근육 : suprahyoid muscles)과 설골하근(목뿔아래근육 : infrahyoid muscles)으로 나눈다 ($d^{1 \sim 3} \sim d^{1 \sim 4}$).

설골상근에는 악이복근(두힘살근 : digastric), 경돌설골근(붓목뿔근 : stylohyoid), 악설골근(턱목뿔근 : mylohyoid), 설골설근(목뿔혀근 : hyogleossus)이 있고 설골하근에는 견갑설골근(어깨목뿔근 : omohyoid), 흉골설골근(복장목뿔근 : sternohyoid), 갑상설골근(방패목뿔근 : thyrohyoid), 흉골갑상근(복장방패근 : sternothyroid)으로 되어 있다.

설골상근이 작용하면, 설골을 끌어 올려 연하작용(嚥下作用 : swallowing)을 하고 설골하근이 작용하면 설골이 고정되고 하악을 인하하여 개구운동(開口運動)을 한다.

설골은 갑상연골(adam's apple) 위에서 만져지는 U자형의 연골로 측두골의 경상돌기 인대에 이어진다.

(4) 후경근(posterior muscles of the neck)

사각근(목갈비근)은 전사각근(앞목갈비근 : anterior scalenus), 중사각근(중간목갈비근 : medial scalenus) 및 후사각근(뒤목갈비근 : posterior scalenus)으로 나눈다.

① 사각근은 전 경추의 횡돌기에서 시작하여 전,중은 R_1에 후는 R_2에 정지한다.

사각근이 수축하면 늑골이 위로 올라오고, 흉부가 넓어진다. 늑골이 고정되고 사각근이 수축하면 목이 앞으로 굽히게 된다. 결국은 흉쇄유돌근과 길항작용을 하게 되는 셈이다. 전사각근과 후사각근 사이에는 완신경총과 쇄골하동맥이 통과하고 있다. 따라서 여기에 염증이 일어나면 이것들이 압박되어 팔에 염증이 오고, 심하면 운동장해, 상지의 순환장해가 일어나는 전사각근 증후군이 된다.

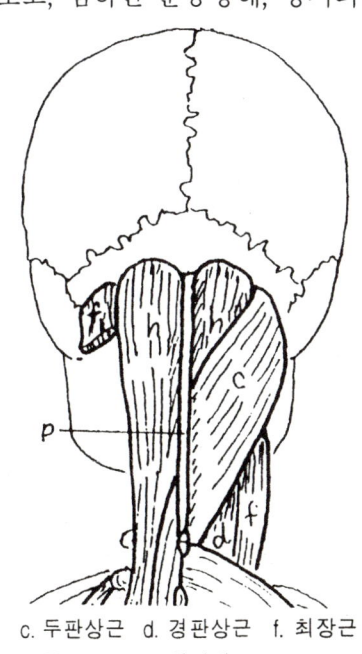
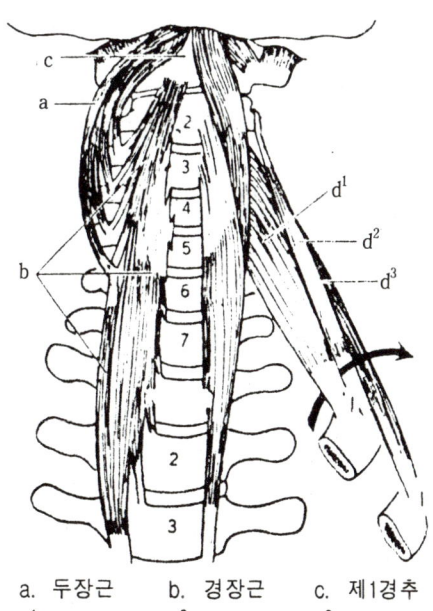

c. 두판상근   d. 경판상근   f. 최장근
h. 극근   p. 항인대

a. 두장근   b. 경장근   c. 제1경추
d^1. 전사각근 d^2. 중사각근 d^3. 후사각근

〔그림 42〕 후경부의 근 및 사각근과 추전근

② 추전근(척추앞근육)

추전근에는 두장근(긴머리근 : longus capitis), 경장근(긴목근 : longus colli), 전두직근(앞머리곧은근 : rectus capitis anterior)으로 되어 있다.

추전근은 경추의 전면에 접하여 양쪽이 동시에 수축하면 경추가 전방으로 굽혀지고, 한쪽만 수축하면 그쪽의 경추가 굽혀진다.

③ 판상근(널판근 : splenius)

두판상근(머리널판근 : splenius capitis)은 항인대, 제7경추, 1~3흉추의 극돌기에서 기시하여 후두골 상항선에 정지한다.

경판상근(목널판근 : splenius cervicis)은 제3~6흉추의 극돌기 1~3경추 횡돌기에서 정지한다. 판상근은 bandage muscle이라 하며 머리의 신전과 회전 운동을 한다.

4) 흉부의 근육(muscles of the thorax)

흉부의 전면 및 측면을 덮고 있는 근으로서 천흉근군과 심흉근군으로 나눈다.

(1) 천흉근(superficial muscles of the thorax)

〈표 11〉 천흉근

근 명	기 시	정 지	작 용
대흉근 (큰가슴근: pectoralis major)	쇄골부:쇄골의 흉골단 흉늑부:흉골의 외측면 및 진늑연골들 복부:복직근초	상완 후면의 대결절능	쇄골부는 삼각근전부와 함께 상완을 굴곡시키고, 수평위에서 내전되어 상완을 끌어내린다. 3개의 근이 동시에 작용하면 상완은 내전과 회내가 되며, 상완이 고정되어 있을 때는 늑골을 끌어올려 호흡운동을 돕는다.
소흉근(작은가슴근: pectoralis minor)	제2~5늑골	견갑골 오구돌기	견갑골을 앞으로 당기고 내전시킨다. 견갑골을 고정하면 늑골이 올라가 흉강을 넓혀 흡기를 돕는다.
전거근(앞톱니근: serratus anterior)	제1~8늑골	견갑골 내측연	근 전체가 수축하면 견갑골을 전 외측으로 외전되어 어깨가 앞으로 나오게 한다.
쇄골하근 (빗장밑근: subclavius)	제1늑골	쇄골하면	쇄골을 끌어내려 흉곽을 고정한다.

흉부의 피부 바로 밑층에 있다. 상지의 운동을 영위하는 근으로 대흉근, 소흉근, 전거근, 쇄골하근이 있다.

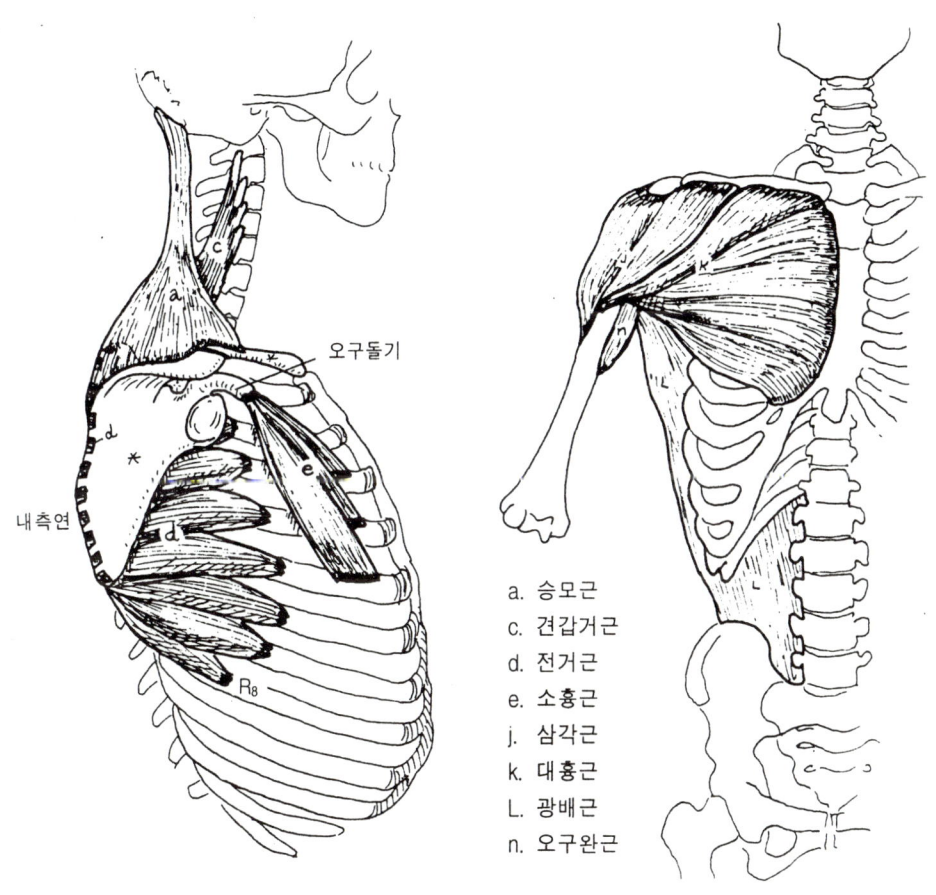

〔그림 43〕 천흉근

(2) 심흉근(deep muscles of the thorax)

심흉근은 흉벽에 위치하므로 흉벽근이라고도 하며 이들은 늑골의 운동에 관여하고 호흡에 관여하는 근육이다. 늑골거근(갈비올림근 : levatores costales)과 외늑간근(바깥갈비사이근 : external intercostales)은 흉강을 넓혀 흡기운동을 도와주고 내늑간근(속갈비사이근 : internal intercostales)과 늑하근(갈비밑근 : subcostales)은 흉강을 좁혀 호기운동을 한다.

(3) 횡격막(가로막 : diaphragm) (그림 46 참조)

횡격막은 흉강과 복강 사이에 펼쳐있는 더욱 중요한 호흡근으로, 흉강쪽으로 dom형으로 볼록하게 나와 있는 횡문근이다. 제1요추와 12흉추, 늑골궁과 검상돌기에 윤상으로 기시하여 중심건(중심넓힘줄 : central tendon)에서 그친다.
횡격막이 수축할 때 건중심이 들어가 흉강(가슴우리)이 복강쪽으로 넓혀져 흡기를 도와 준다.
가끔 일어나는 딸꾹질은 횡격신경의 자극에서 일어나는 횡격막의 경련이다. 여자의 호흡이고, 유아나 남자는 횡격막을 자극시키는 복식호흡을 하게 된다.

5) 복부의 근육(muscles of the abdomen)

복부의 근육은 전,후,측복근으로 나눈다.

(1) 전복근(muscles of the anterior abdomen)

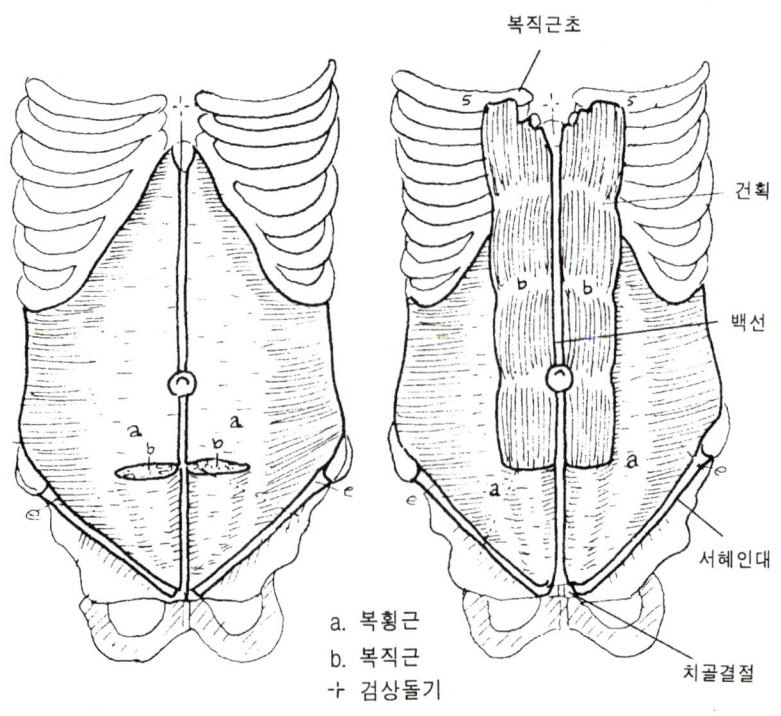

a. 복횡근
b. 복직근
+ 검상돌기

〔그림 44〕 전복근

〈표 12〉 전복근

근 명	기 시	정 지	작 용
복직근 (배곧은근: rectusabdominis)	검상돌기. 제5~7늑연골에서 시작하여 건획에 의하여 4~5개의 절로 나뉜다.	근 전체가 복직근초(배곧은근집 : sheath of rectus)에 싸여 치골결절에 이른다.	흉막의 전 벽을 인하하거나 척주를 전굴하거나, 복압을 상승시키며, 골반의 전부를 인상한다.
추체근 (배세모근: pyramidialis)	작은 삼각형의 편평한 근이며 복직근초 전엽에 덮여 치골상지에서 시작	백선 하부	백선을 긴장시키고 복직근의 작용을 돕는다.

(2) 측복근(muscles of the lateral abdomen)

복벽 외측부에 있는 세 겹의 넓은 편평근으로 복횡근, 내복사근, 외복사근, 고환거근으로 되어 있다.

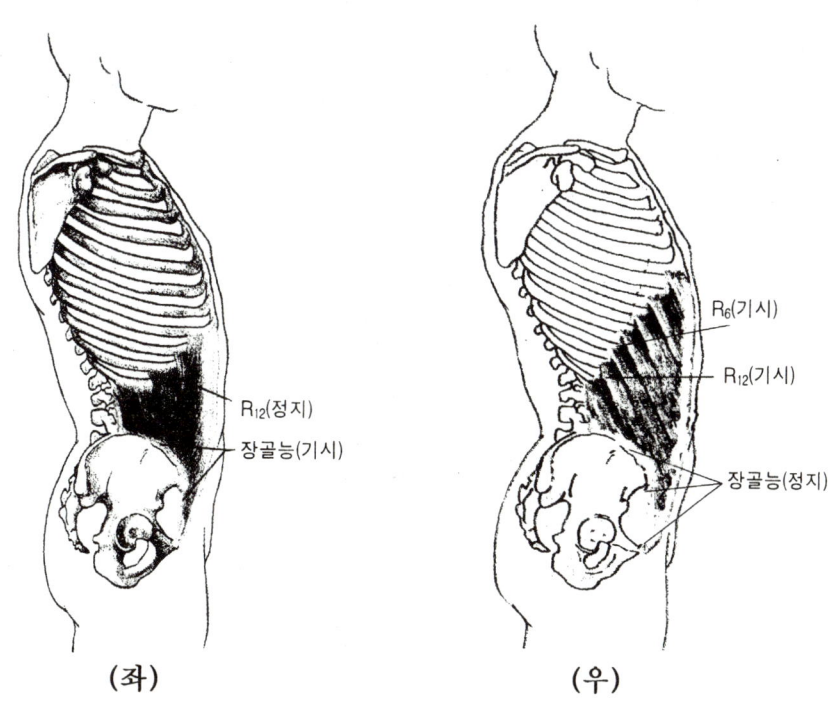

(좌)　　　　　　　　　　(우)

〔그림 45〕 측복근(내복사근 : 좌, 외복사근 : 우)

〈표 13〉 측복근

근 명	기 시	정 지	작 용
복횡근(배가로근: transversus abdominis)	내복사근에 덮여서 제7~12늑연골의 내면 요배근막, 장골능, 서혜인대의 외측부에서 시작	복직근초 외연에 건막이 되어 정지	복사근과 함께 복압을 높이고 장내물의 배출을 돕고, 호기를 돕는다.
내복사근 (배속빗근: internal oblique)	내근, 외복사근에 덮여있으며 서혜인대와 장골능에서 시작	제10~12늑연골	복압을 높이고 척주를 전굴하며 내복사근이 한쪽만 수축하면 척주를 작용하는 반대쪽으로 회전시키고, 외복사근이 한쪽만 수축하면 척주를 작용하는 쪽으로 회전시킨다.
외복사근 (배바깥빗근: external oblique)	제 6~12늑골	백선, 장골능, 서혜인대	
고환거근 (고환올림근: cremaster)	내복사근의 최저하부 근속	생식기	고환을 올린다.

(3) 후복근(muscles of the posterior abdoomen)

후복근에는 요방형근(허리네모근 : quadratus lumborum)으로 장골능(엉덩뼈능선 : iliac crest)에서 기시하여 요추의 횡돌기와 제12늑골에 정지하며, 양쪽이 작용하면 척주기립근을 도와 상체를 뒤로 젖힌다.

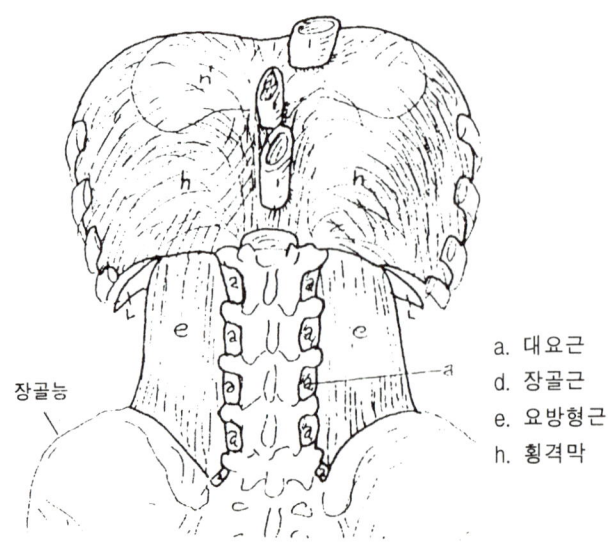

a. 대요근
d. 장골근
e. 요방형근
h. 횡격막

〔그림 46〕 요방형근과 횡격막

6) 상지근(上肢筋 : muscles of the upper limb)

(1) 상지대근(上肢帶筋 : muscles of the shoulder girdle)

상지대에서 기시하여 상완에 정지하는 근군으로 일명 견근(肩筋)이라고도 불린다. 상완의 운동에 관여하며 이에는 삼각근, 극상근, 극하근, 소원근, 대원근, 견갑하근의 6근이 있다.

삼각근의 외전각도는 90°~180° 사이이며, 이들 근육들은 모두 관절와에 상완골두를 집어 넣는 작용을 하고 있기 때문에 삼각근이 제대로 움직이지 않으면 견관절에서 일어나는 모든 운동은 제약을 받게 된다.

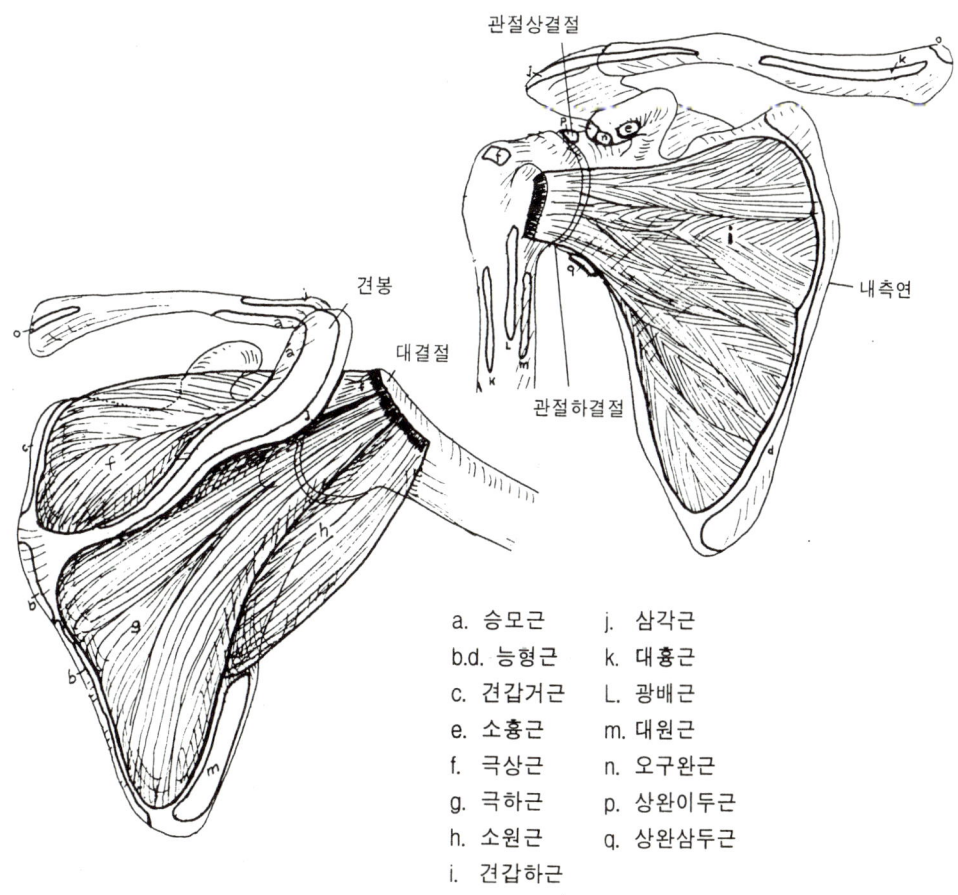

a. 승모근   j. 삼각근
b.d. 능형근   k. 대흉근
c. 견갑거근   L. 광배근
e. 소흉근   m. 대원근
f. 극상근   n. 오구완근
g. 극하근   p. 상완이두근
h. 소원근   q. 상완삼두근
i. 견갑하근

〔그림 47〕 상지대근

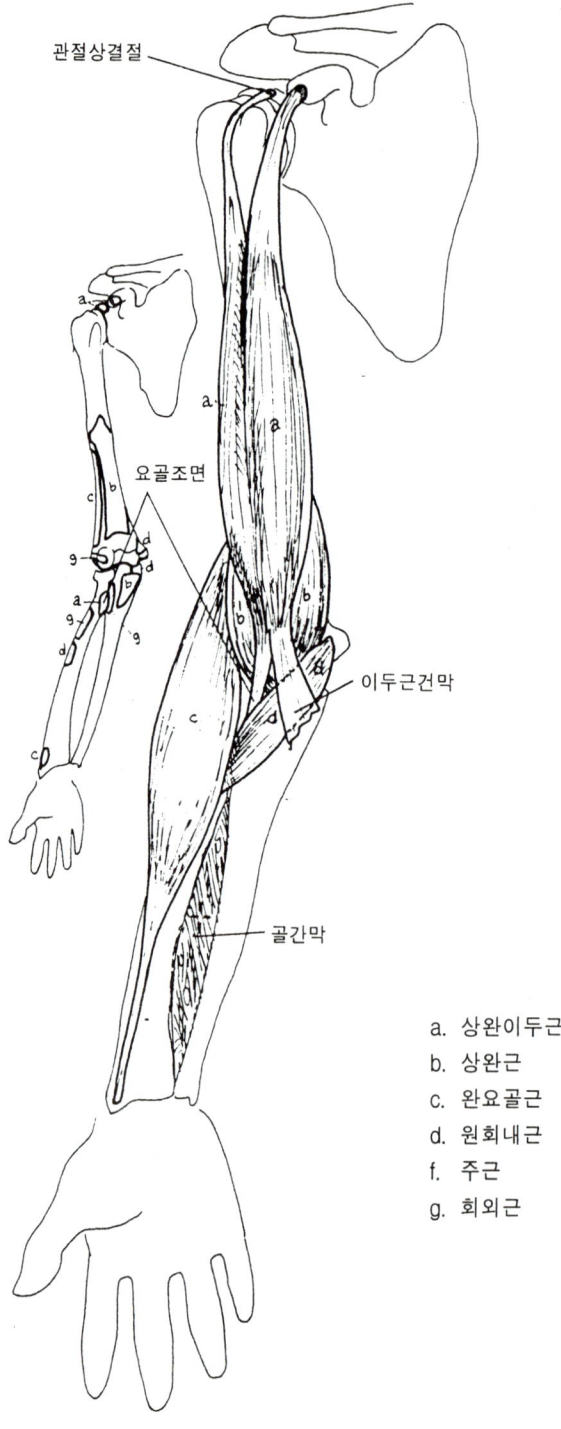

〔그림 48 A〕 상완 전후의 근

제4장 근 육 계 87

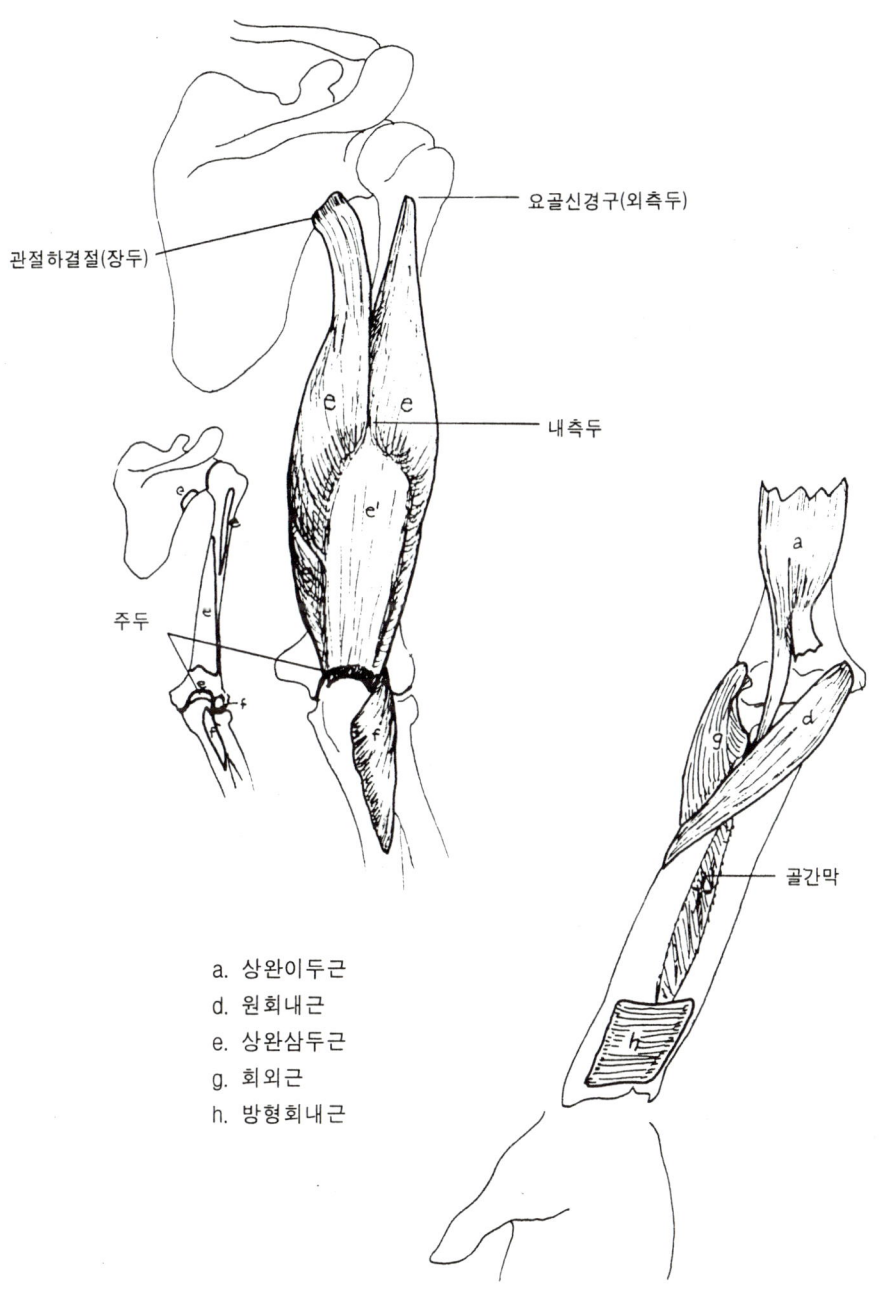

a. 상완이두근
d. 원회내근
e. 상완삼두근
g. 회외근
h. 방형회내근

〔그림 48 B〕 상완 전후의 근

〈표 14〉 상지대근

근 명	기 시	정 지	작 용
삼각근 (어깨세모근: deltoideus)	전부: 쇄골의 견봉단쪽 1/3 중간부: 견봉 후부: 견갑극	상완골 삼각근 조면(세모근 거친면: deltoid tuberosity)	상완을 수평위까지 외전시키고, 전부는 전방으로 후부는 후방으로 올린다.
극상근 (가시위근: supraspintus)	견갑골 극상와	상완골 대결절 (큰결절: greater tubercle)	상완을 외전시킨다.
극하근 (가시아래근: infraspinatus)	견갑골 극하와	상완골 대결절	상완을 후방으로 당기고 회외를 시킨다.
소원근 (작은원근: teres minor)	극하근에 덮여서 견갑골 외측연 상1/2	대흉근과 같이 상완골 대결절 하부 외과경, 대결절능 상부	상완을 후방으로 당기고 회외시킨다.
대원근 (큰원근: teres major)	소원근 하방에 있으며 견갑골 하각	광배근과 같이 상완골 소결절	광배근을 도와서 상완을 후내방으로 당기고 회내시킨다.
견갑하근 (어깨밑근: infrascapularis)	견갑골 내측연	상완골 소결절능 (작은결절능선: crest of lesser tubercle)	상완의 내전, 회내

(2) 상완근(上腕筋 : muscles of the upper arm)

상완근에는 앞쪽의 굴근(굽힘쪽 : flexors)으로 상완이두근, 오구완근, 상완근이 있고 뒤쪽의 신근(폄쪽 : extensors)으로는 상완삼두근과 주근이 있다.

〈표 15〉 상완근

근 명	기 시	정 지	작 용
상완이두근 (위팔두갈래근: biceps brachii)	단두:견갑골 오구돌기 장두:견갑골 관절상결절에서 기시하여 결절간구를 지나 단두와 합쳐진다.	종건:요골조면 상완이두근 건막(위팔두갈래널힘줄: bicipital aponeurosis)전완 근막의 상내측에 방산	전완을 굴곡시키며 상완을 전방으로 올린다. 장두는 상완을 외전시키고 단두는 내전시킨다.
오구완근 (부리위팔근: coraco brachialis)	원주상의 단근으로 상완이두근 단두와 같이 오구돌기에서 기시	상완골 소결절능	상완을 올리고(굴곡) 내전시킨다 (그림 34 n)
상완근 (위팔근: brachialis)	편평한 근으로 상완이두근의 하층에 있다. 심긱근 징지부 하방	척골조면, 일부는 주관절낭	전완의 굴곡
상완삼두근 (위팔세갈래근: triceps brachii)	장두:견갑골 관절하결절 외측두:요골신경구의 상외방 내측두:요골신경구의 하내방	주두의 상면	전완의 신전 관절강의 긴장
주근(팔꿈치근: anconeus)	상완골의 외측상과 후면	주두의 외측면	상완삼두근의 운동을 돕는다.

(3) 전완근(前腕筋 : muscles of the forearm)

전완의 굴근군은 척측(尺側) 및 장측(掌側)에 신근군은 요측(橈側) 및 배측(背側)에 있다.

① 전완의 굴근군은 상완의 내측상과(안쪽위 관절돌기 : medial epicondyle)에서 공동으로 기시하여 손에 정지한다.

천층에는 원회내근(원엎침근 : pronator teres), 요측수근굴근(노쪽손목굽힘근 : flexor carpiradialis), 장장근(긴손바닥근 : palmaris longus), 척측수근굴근(자쪽손목굽힘근 : flexor carpiulna), 천지굴근(얕은손가락굽힘근 : flexor digitorum superficialis)이 있고 심층에는 심지굴근(깊은손가락굽힘근 : flexor digitorum profundus), 장무지굴근(긴엄지굽힘근 : flexor pollicis longus), 단무지굴근(짧은엄지굽힘근 : flexor pollicis brevis), 방형회내근(네모엎침근 : pronator quadratus)이 있다.

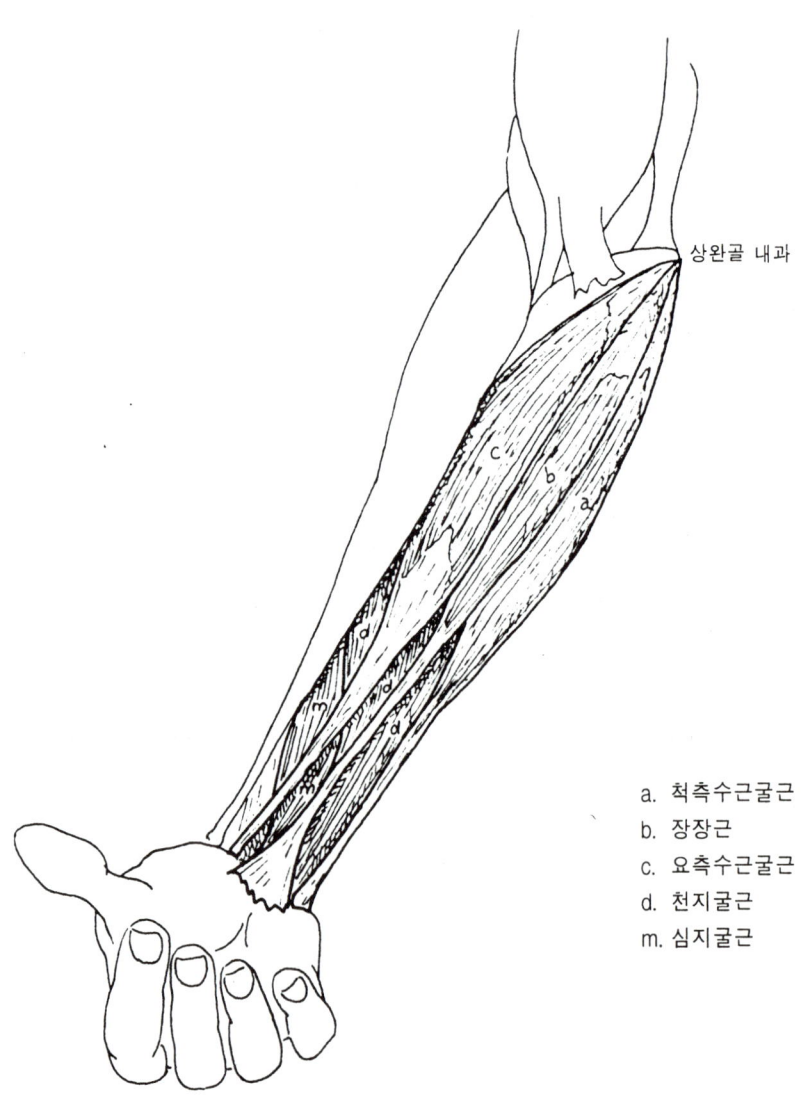

a. 척측수근굴근
b. 장장근
c. 요측수근굴근
d. 천지굴근
m. 심지굴근

〔그림 49〕 전완 전면의 근

제4장 근육계 91

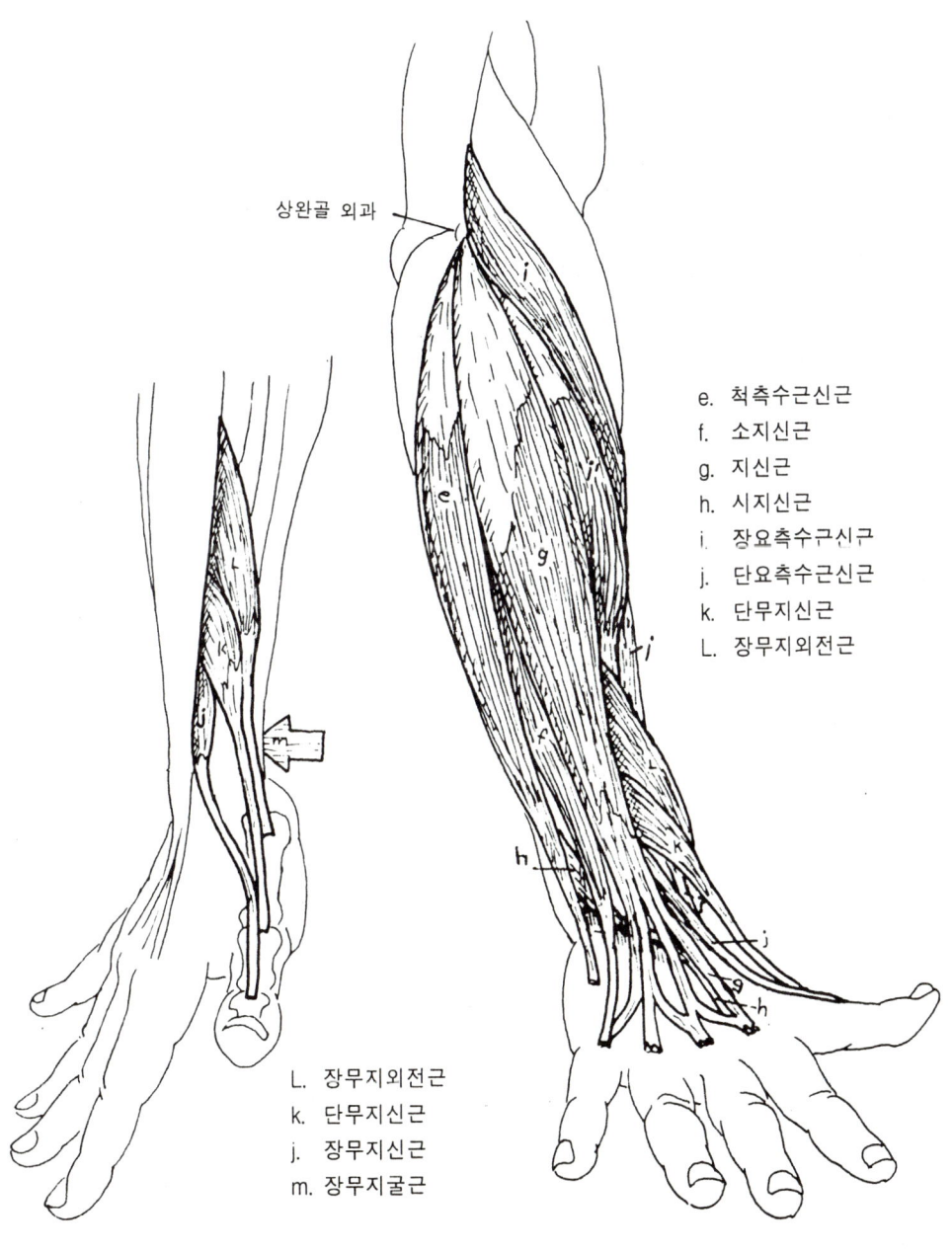

[그림 50] 전완 후면의 근

⟨표 16⟩ 전완의 굴근

근 명	기 시	정 지	작 용
장장근 (긴손바닥근: palmaris longus)	내측과	수장건막	손목을 구부린다.
천지굴근 (얕은손가락굽힘근: flexor digitorum superficialis)	내측과 구상돌기	제2~5지 중절골저	수근관절, 제2~5지 간관 절을 굴곡
요측수근굴근 (노쪽손목굽힘근: flexor carpiradialis)	내측과	제2, 3 중수골저	수근을 굴곡, 전완을 내측 으로 돌린다.
척측수근굴근 (자쪽손목굽힘근: flexor carpiulnaris)	내측과	두상골, 유두골, 제5중수골저	수근굴곡 및 내전
원회내근 (원엎침근: pronator teres)	상완두 : 내측과 척골두 : 구상돌기 의 하방	요골회내근 조면	전완을 회내운동
심지굴근 (깊은손가락굽힘근: flexor digitorum profundus)	척골체 전면 전완골 건막	제2~5지 말절골저	수근관절 제2~5지 관절을 굴곡
장무지굴근 (긴엄지굽힘근: flexor pollicis longus)	요골체 전면	무지 말절골저	무지를 굴곡
방형회내근 (네모엎침근: pronator quadratus)	척골의 하단전면	요골의 하단전면	전완을 회내운동

② 전완의 신근은 상완골 외측상과(leteral epicondyle)에서 공동으로 기시하여 손등쪽에 정지한다.

완요골근(腕橈骨筋 : brachioradialis), 요측수근신근(노쪽손목폄근 : extensor carpiraidalis), 지신근(손가락폄근 : extensor digitorum), 소지신근(새끼폄근 : extensor digitiminimi), 척측수근신근(자쪽손목폄근 : extensor carpiunaris)이 있고, 회외근(손뒤침근 : supinator), 장무지외전근(긴엄지벌림근 : abductor pollicis longus), 단무지신근(짧은엄지폄근 : extensor pollicis brevis), 장무지

신근(긴엄지폄근 : extensor pollicis longus), 시지신근(집게폄근 : extensor indicis) 등이 있다.

〈표 17〉 전완의 신근

근 명	기 시	정 지	작 용
완요골근 (위팔노근: brachioradialis)	외측과	요골경상돌기	전완을 굴곡, 회내
장요측수근신근 (긴노쪽손목폄근: extensor carpiradialis longus)	외측과	제2중수골저	손목을 신전, 외전
단요측수근신근 (짧은노쪽손목폄근: extensor carpiradialis brevis)	외측과	제3중수골저	손목을 신전 및 외전
지 신 근 (손가락폄근: extensor digitorum)	외측과	제2~5지 중절골과 말절골	손목 및 제2~5 손가락을 신전
소지신근 (새끼폄근: extensor digiti minimi)	외측과	제5지 기절골	제5지를 신전
척측수근신근 (자쪽손목폄근: extensor carpiulnaris)	외측과	제5중수골저	손목을 신전 및 내전
회 외 근 (손뒤침근: supinator)	척골	요골상단 외측면	전완을 외방으로 돌린다.
장무지외전근 (긴엄지벌림근: abductor pollicis longus)	요골 및 척골체의 외측면	제1중수골저	무지와 손목을 외전
단무지외전근 (짧은엄지벌림근: abductor pollicis brevis)	요골의 후면	무지 기절골저	무지를 외전, 기절을 굴곡
장무지신근 (긴엄지폄근: extensor pollicis longus)	척골체의 후면	무지 말절골저	무지를 신전 및 외전
시지신근 (집게폄근: extensor indicis)	척골체의 후면	제2지 지신근의 건에 이행	제2지 신전

※ 근육운동의 조정작용

(1) 動筋(movers)
- 主動筋(prime movers)
- 補助主動筋(assistance movers)

주동근은 어떤 운동을 일으키게 하는데에 직접 참여하는 근육

(2) 固定筋(fixator)

수축하는 근육 또는 중력에 대하여 주동근이 부착되어 있는 골격부분을 고정시킴으로서 주동근이 확고하고 강력한 작용을 나타낼 수 있도록 하는 근육

(3) 中和筋(neutralizer) or 協力筋(synergist)

주동근의 작용에 따라 인체가 원하지 않는 방향으로의 움직임이 동시에 일어나는 경우가 대부분인데, 이러한 원하지 않는 운동을 그와 반대되는 다른 근육의 운동으로 중화를 시켜 원하는 운동만이 일어날 수 있도록 하는 근육

(4) 拮抗筋(antagonist)

주동근의 작용과 정 반대되는 운동을 나타내는 근육으로서 이들은 서로 정 반대되는 길항작용을 하는 입장에 있다.

팔을 어깨높이 위까지 外轉

- 주동근
  - 주동근
    - 삼각근 중간부
    - 극상근
  - 보조근
    - 상완 이두근 장두
    - 삼각근 전부
    - 대흉근 쇄골부
- 고정근 - 승모근, 쇄골하근
- 중화근 - 극하근 소원근
- 길항근 - 광배근 대원근, 대흉근 흉골부

7) 수근(手筋)

수근과 중수골에서 기시하며 손가락으로 가는 다수의 소근이다.

o. 무지대립근(엄지맞섬근)
p. 단무지외전근(짧은엄지벌림근)
q. 단무지굴근(짧은엄지굽힘근)
r. 소지외전근(새끼벌림근)
s. 소지대립근(새끼맞섬근)
t. 단소지굴근
u. 무지내전근
v. 장측골간근
w. 배측골간근
x. 충양근

a. 척측수근굴근
b. 장장근
c. 요측수근굴근
d. 천지굴근
e. 척추수근신근
f. 소지신근
g. 지신근
h. 시지신근
i. 요측수근신근
j. 장무지신근
k. 단무지신근
L. 장무지외전근
m. 장무지굴근
n. 심지굴근

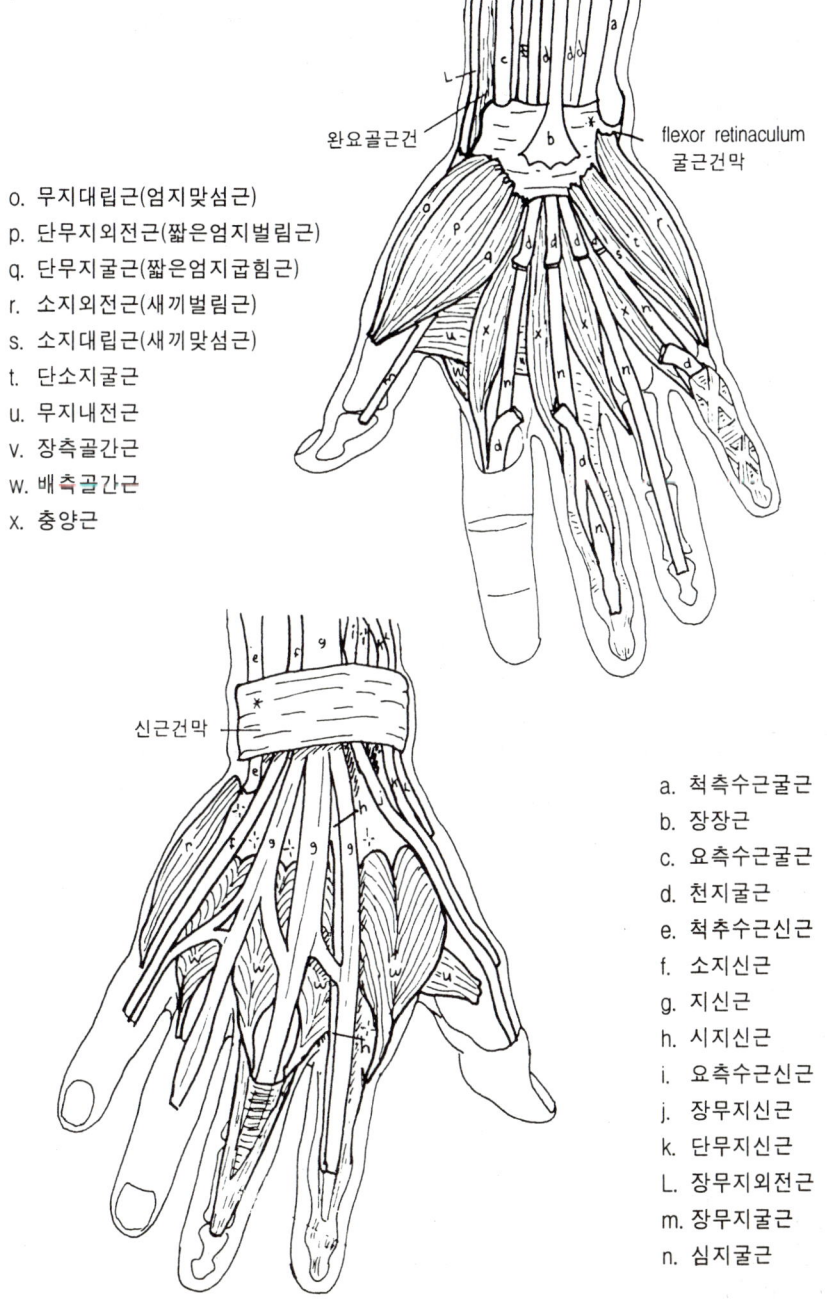

〔그림 51〕 손의 근

〈표 18〉 손의 근육

근 명	기 시	정 지	작 용
단무지외전근 (짧은엄지벌림근: abductor pollicis brevis)	주상골	무지기절골저	무지를 외전
단무지굴근 (짧은엄지굽힘근: flexor pollicis brevis)	대소 능형골 유두골	무지기절골저	무지의 기절을 굴곡
무지대립근 (엄지맞섬근: opponens pollicis)	대능형골	제1중수골	무지를 소지쪽으로 당긴다.
무지내전근 (엄지모음근: adductor pollicis)	사두 : 제2,3 중수골저 횡두 : 제3중수골	무지기절골저	무지를 내전
충양근 (벌레근: lumbricales)	심지굴근의 건	제2~5지의 요골측에서 지신근의 건에 이행	제2~5지의 기절골을 굴곡, 중절 및 말절을 신전
장측골간근 (바닥쪽뼈사이근: interossei palmares)	제2중수골의 내측, 제4, 5중수골의 외측	제2지 기절골의 척측과 제4,5지의 기절골의 무지측	기절골을 굴곡, 중절 및 말절을 신전
배측골간근 (등쪽뼈사이근: interosseus dorsales)	제1~5중수골의 마주보는 면	제2지는 요측, 제2지는 양측, 제4지는 척측의 기절골저	기절골을 굴곡, 중절 및 말전을 신전
소지외전근 (새끼벌림근: abductor digiti minimi)	두상골	제5지 기절골의 저	소지를 외전
단소지굴근 (짧은새끼굽힘근: flexor digiti minimi)	유구골	제5지 기절골저	소지기절의 굴곡
소지대립근 (새끼맞섬근: opponens digiti minimi)	유구골	제5중수골의 내측면	소지를 무지쪽으로 당겨 붙이는 작용

8) 하지의 근육(muscles of the lower limb)

하지의 운동에 관여하는 근군으로 관골근, 대퇴근, 하퇴근 및 족근으로 나눈다.

(1) 관골근(寬骨筋 : muscles of the iliac region)

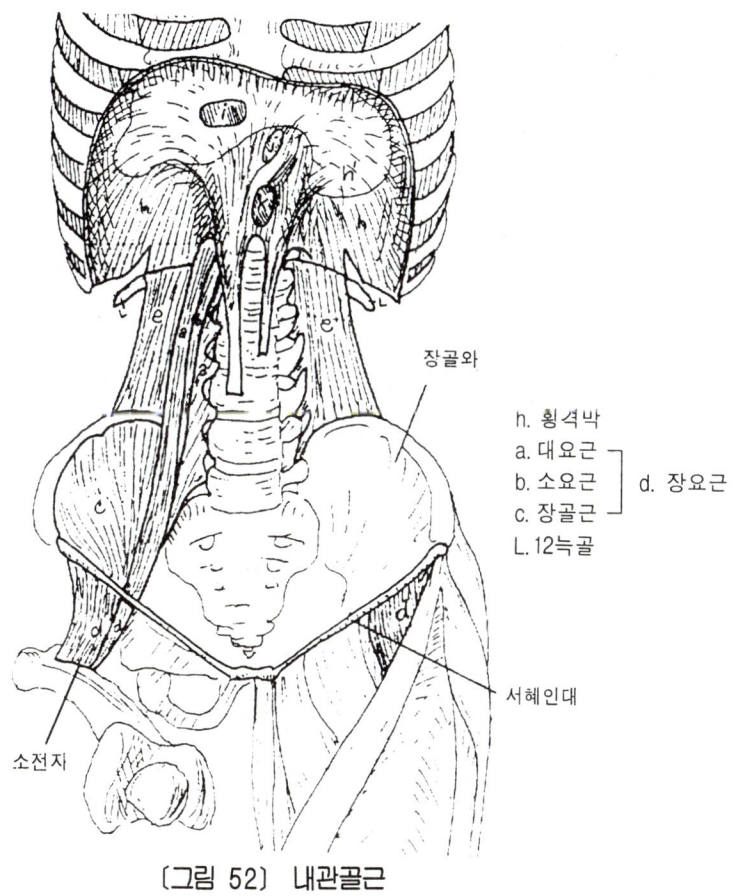

〔그림 52〕 내관골근

내관골근은 장요근(엉덩허리근 : iliopsoas)으로 장골근(엉덩근 : iliacus), 대요근(큰허리근 : psoas major) 및 소요근(작은허리근 : psoas minor)으로 되어 있으며, 윗쪽이 고정되고 대퇴를 앞으로 올리고 대퇴가 고정하고 있을 때에는 요추와 골반을 전방으로 굽힌다.

외관골근은 8개의 근으로 되어 있으며 작용은 대퇴를 외전, 회외시킨다.

① 대둔근(큰볼기근 : gluteus maximus) (a)
② 중둔근(중간볼기근 : gluteus medius) (b)

③ 소둔근(작은볼기근 : gluteus minimus) (c)
④ 대퇴근막장근(넙다리근막긴장근 : tensor fasiae latae) (d)
⑤ 이상근(궁둥구멍근 : piriformis) e^1
⑥ 상,하쌍자근(위아래쌍동이근 : gemellus superior, inferior) $e^{5,6}$
⑦ 내,외폐쇄근(속,바깥폐쇄근 : obturator internus, externus) $e^{2,3}$
⑧ 대퇴방형근(넙다리네모근 : quadratus femoris) e^4

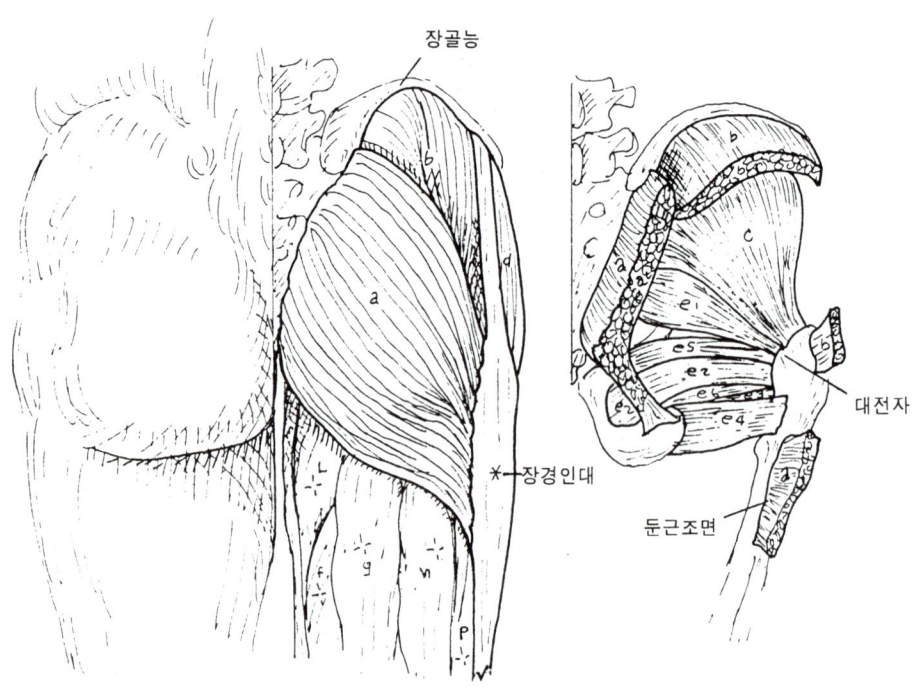

L. 대내전근 f. 반막양근 g. 반건양근 h. 대퇴이두근 p. 외측광근

〔그림 53〕 외관골근

(2) 대퇴의 근(muscles of the theigh)

가. 대퇴 전면의 근(muscles of the anterior theigh)

　대퇴의 전면에 있는 근군으로서 봉공근(넙다리빗근)과 대퇴사두근(넙다리네갈래근)으로 나눈다. 특히 대퇴사두근 중 대퇴직근(넙다리곧은근)은 고관절의 굴곡과 슬관절의 신전을 빠르고 강하게 행할 수 있어, 공을 힘차게 차낼시에 움직이는 근육이므로 kicking muscle이라 한다.

제4장 근육계 99

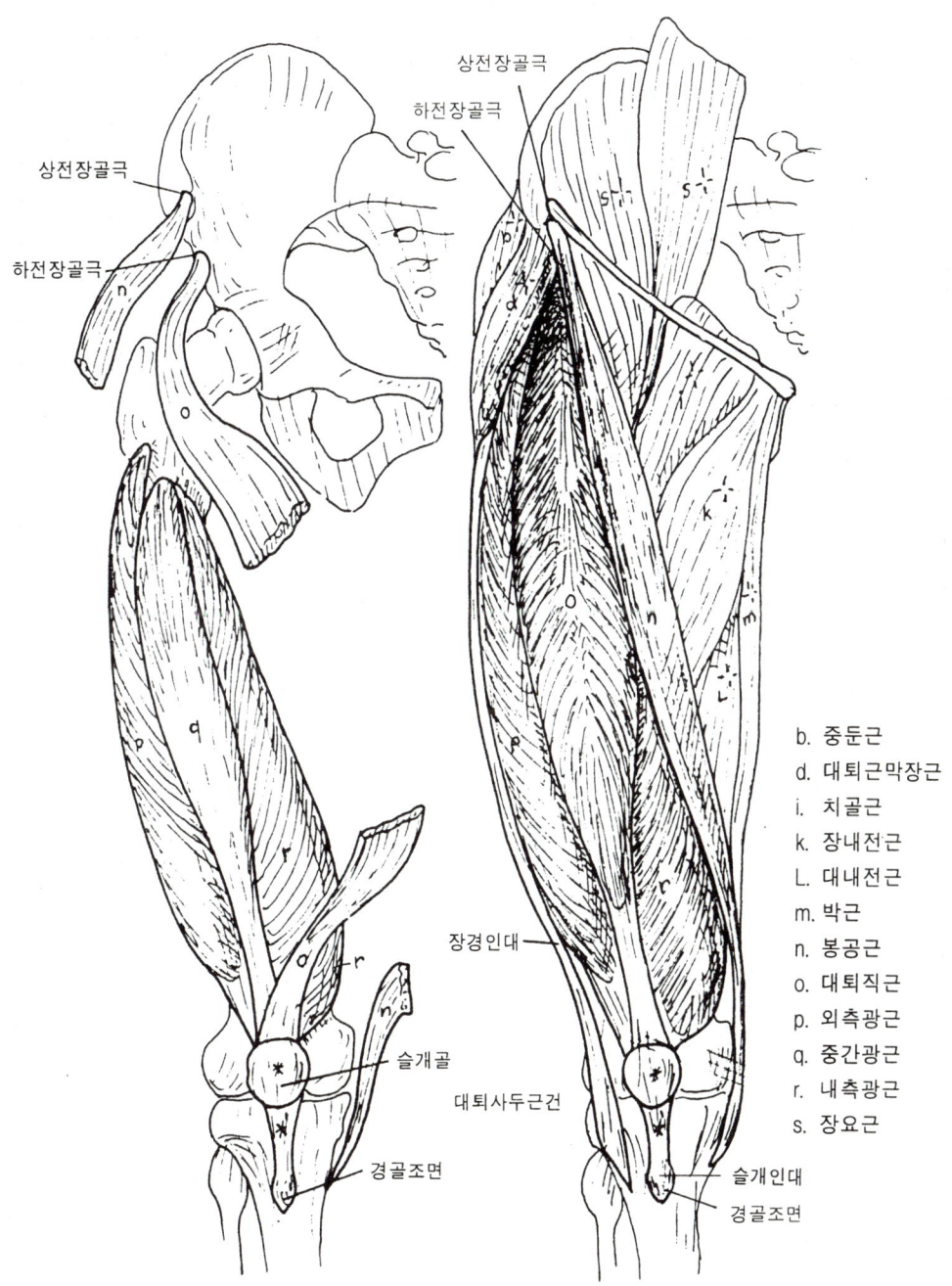

〔그림 54〕 대퇴전면의 근

〈표 19〉 대퇴전면의 근

근 명	기 시	정 지	작 용
봉공근 (넙다리빗근: sartorius)	상전장골극	경골내측과후면	고관절의 약한굴곡, 슬관절의 굴곡과 관골의 회외에 관여한다.
대퇴사두근 (넙다리네갈래근: quadriceps femoris) ① 대퇴직근 (넙다리곧은근: rectus femoris) ② 외측광근 (가쪽넓은근: vastus lateralis) ③ 중간광근 (중간넓은근: vastus intermedius) ④ 내측광근 (안쪽넓은근: vastus medailis)	 하전장골극 대퇴골의 상단 전면 외측광근의 바로 밑	네 개의 근은 대퇴사두근건 (tendon of quadriceps femoris) 에 이행이 되어서 슬개골에 이어지고 슬개인대에 의하여 경골조면(tibial tuberosity)에 정지한다.	고관절의 굴곡과 슬관절의 강한 신전에 작용한다. 슬관절의 신전에 작용한다.

나. 대퇴의 내전근(adductors of the theigh)

대퇴의 내측에 있는 근군으로 치골근, 단내전근, 장내전근, 대내전근, 박근 등이 둔부의 외폐쇄근도 대퇴의 내전근에 속한다.

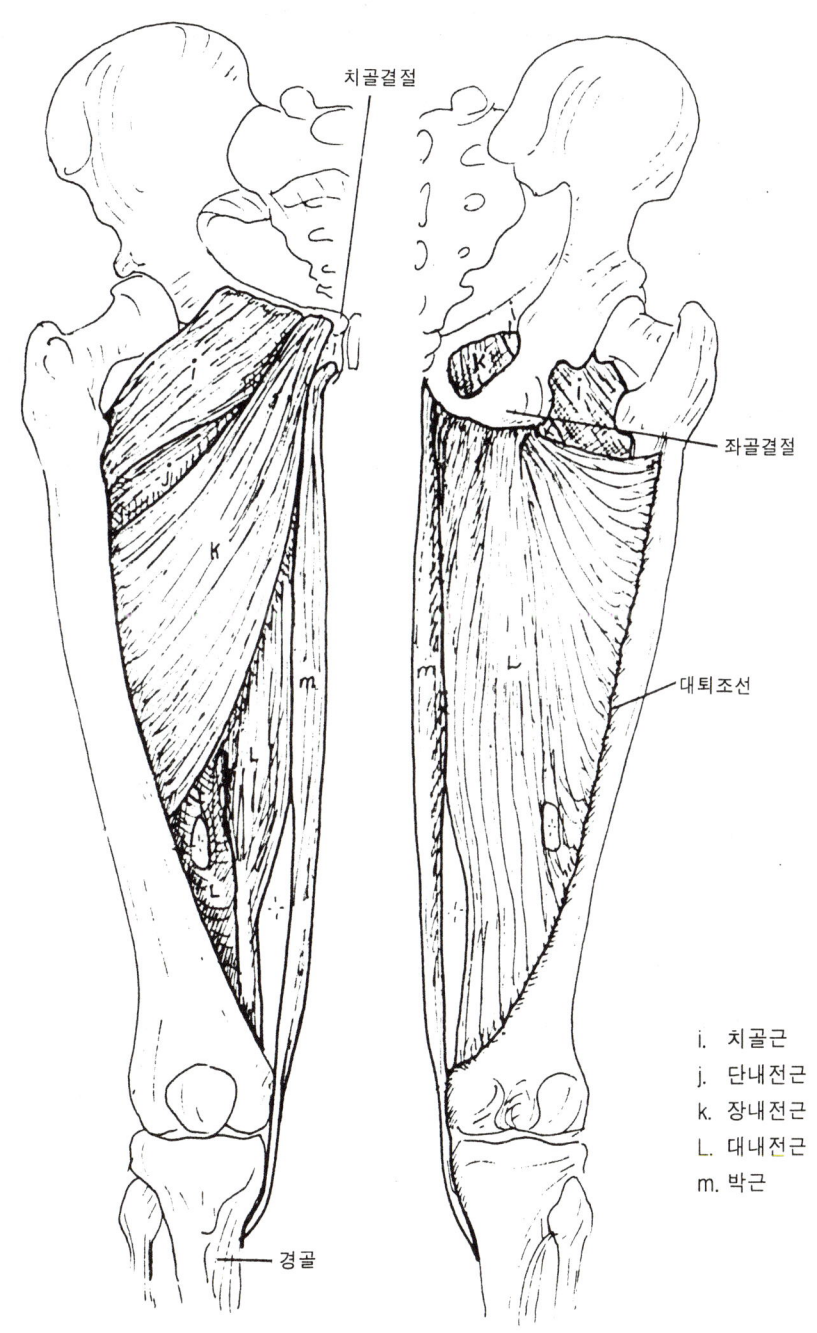

〔그림 55〕 대퇴의 내전근(전면과 후면)

〈표 20〉 대퇴의 내전근

근 명	기 시	정 지	작 용
치골근(두덩근: pectinus)	치골결절(두덩뼈결절: pubic tubercle)	치골근 단내전근, 장내전의 순으로 대퇴조선의 위에서 절반이상까지 내려온다.	외폐쇄근을 포함한 이 근육들은 대퇴의 내전에 적극적으로 관여한다.
단내전근(짧은모음근: adductor brevis)	치골결절		
장내전근(긴모음근: adductor longus)	치골결절	대퇴조선(궁둥뼈결절: aspser line)을 따라 길게 내려 온다.	
대내전근(큰모음근: adductor magnus)	좌골결절(궁둥뼈결절: ischial tuberosity)		
박근(두덩정강근: gracilis)	치골결절	경골내측과	

다. 대퇴후면의 근(muscles of the posterior thigh)

대퇴의 윗쪽에 있는 근군으로 hamstring muscles이라고도 한다. 이 근들은 대퇴이두근(넙다리두갈래근), 반건양근(반힘줄모양근)과 반막양근(반막모양근)의 3가지가 있으며 전면의 대퇴사두근과 서로 길항작용을 한다.

제4장 근육계 103

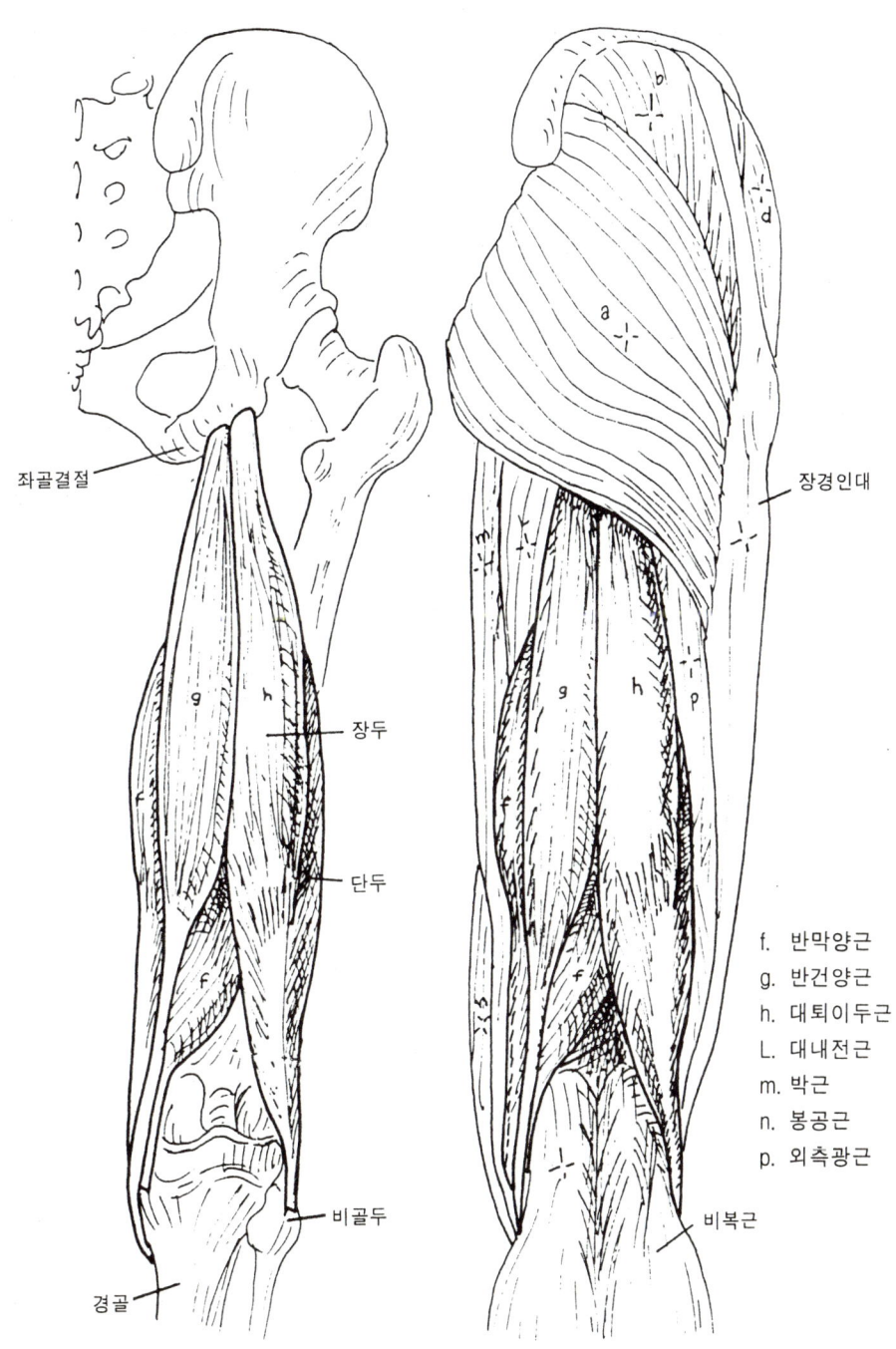

f. 반막양근
g. 반건양근
h. 대퇴이두근
L. 대내전근
m. 박근
n. 봉공근
p. 외측광근

〔그림 56〕 대퇴후면의 근

⟨표 21⟩ 대퇴후면의 근

근 명	기 시	정 지	작 용
대퇴이두근 (넙다리두갈래근: biceps femoris)	3개의 근중 바깥쪽에 있다. 장두 : 좌골결절 단두 : 대퇴조선	슬관절 외측측부인대 후방에서 비골두에 정지한다.	대퇴의 신전과 슬관절의 굴곡, 하퇴의 회외작용을 한다. 하퇴를 고정하면 골반을 직립시킨다.
반건양근 (반힘줄모양근: semitendinosus)	좌골결절	경골상단 내측에서 박근의 후면에 정지	대퇴의 신전과 내전, 슬관절의 굴곡, 하퇴의 회내, 하퇴를 고정하면 골반을 직립시킨다.
반막양근 (반막모양근: semimembranosus)	좌골결절 반건양근에 덮여 있다.		

라. 대퇴의 외전근

　대퇴의 외전근에는 대퇴근막장근(넙다리긴장근 : tensor fasciae latae) 등이 있다. 특히 대퇴근막장근은 대퇴의 바깥쪽인 대퇴근막의 위쪽에 이행이 되어 중둔근의 안쪽으로 장골능(엉덩뼈능선 : iliac crest)에 닿는다.

제4장 근육계 105

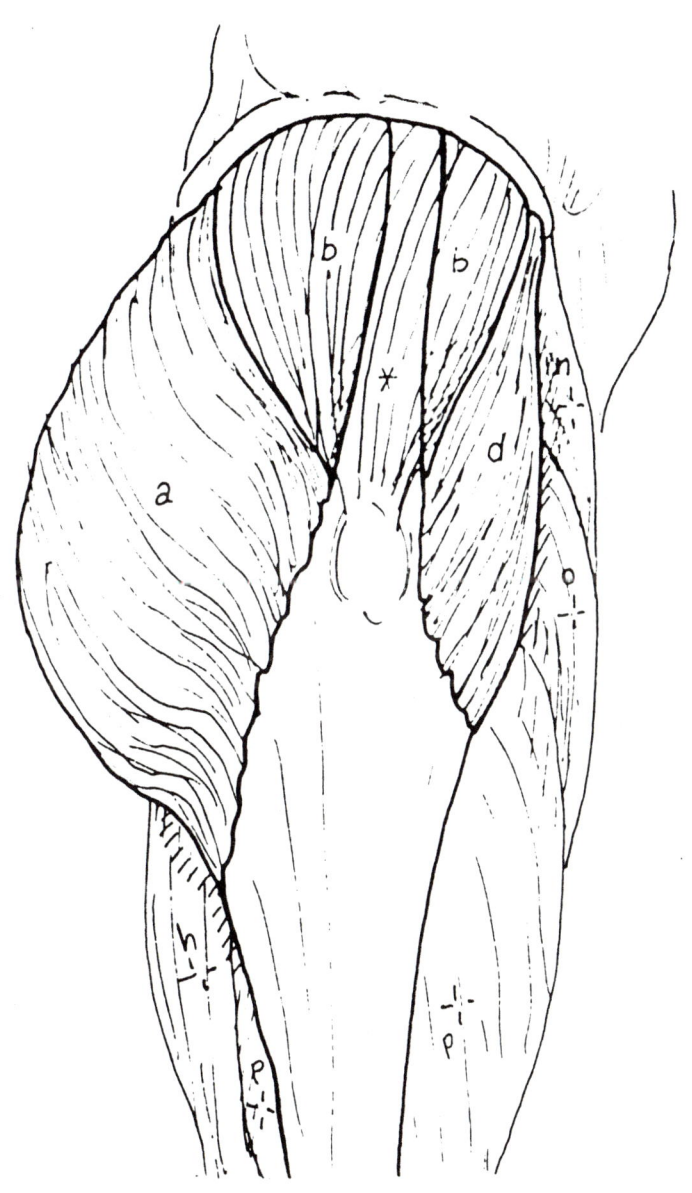

a. 대둔근　　b. 중둔근　　d. 대퇴근막장근
*. 장경인대　h. 대퇴이두근　n. 봉공근
o. 대퇴직근　p. 외측광근

〔그림 57〕 대퇴의 외전근

(3) 하퇴의 근(muscles of the leg)

하퇴의 근군에는 외측의 비골근, 전면의 족배굴근(dorsiflexors)과 후면의 족저 굴근(plantarflexor)이 있다.

가. 비골근(종아리근)

하퇴의 외측에 있는 근군으로 장비골근(긴종아리근 : peroneus longus)과 단비골근(짧은종아리근 : peroneus brevis)으로 나눈다. 이 근들은 하퇴를 외후방으로 당긴다.

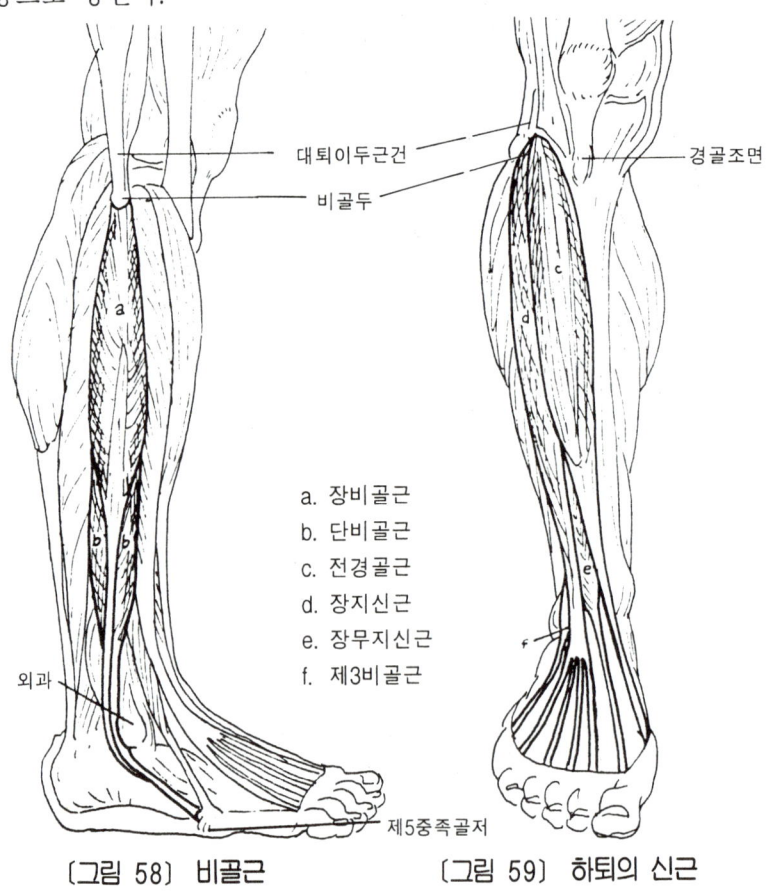

a. 장비골근
b. 단비골근
c. 전경골근
d. 장지신근
e. 장무지신근
f. 제3비골근

〔그림 58〕 비골근   〔그림 59〕 하퇴의 신근

나. 하퇴의 족배굴근(dorsiflexors of the leg)

하퇴의 전외측에 있고, 경골과 비골에서 시작하여 발에 이른다.

전경골근(앞정강근 : tibialis anterior), 장무지신근(긴엄지폄근 : extensor hallucis longus), 장지신근(긴발가락폄근 : extensor disitorum longus), 제3비골근(셋째종아리근 : peroneus tertius)이며, 작용은 발을 등쪽으로 굽히고 발가락을 편다.

〈표 22〉 하퇴의 신근

근 명	기 시	정 지	작 용
전경골근(앞정강근: tibialis anterior)	경골외측과, 결골체 외측면상 2/3	제1설상골 제1중족골	발을 신전 및 내반
장지신근(긴발가락 폄근: extensor digitorum longus)	비골전면	제2~5지의 중 및 말절골	발 및 제2~5지를 신전
장무지신근(긴엄지 폄근: extensor hallucis longus)	비골 전면 중앙부	무지말절골	무지를 신전, 발을 신전
제3비골근(셋째종 아리근: peroneus tertius)	장지신근	제5중족골	발을 신전, 외반 및 외전

다. 하퇴의 족저굴근(plantar flexors of the leg)

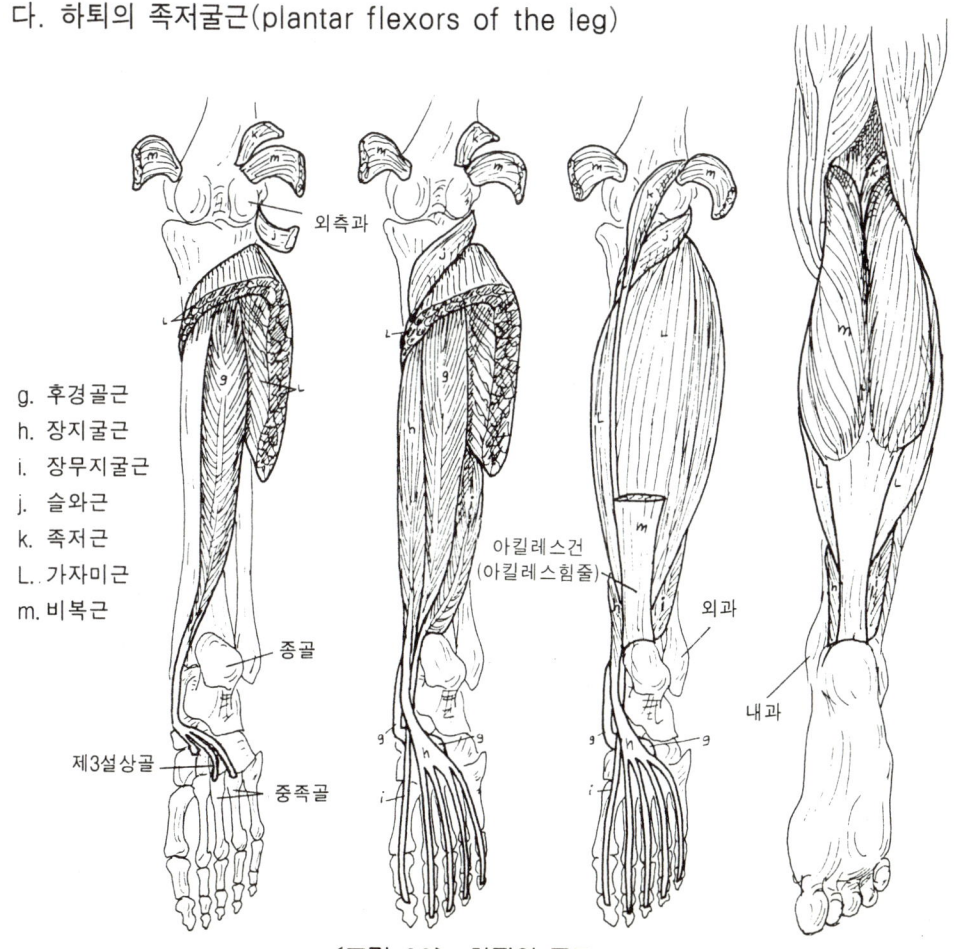

g. 후경골근
h. 장지굴근
i. 장무지굴근
j. 슬와근
k. 족저근
L. 가자미근
m. 비복근

〔그림 60〕 하퇴의 굴근

〈표 23〉 하퇴의 굴근

근 명	기 시	정 지	작 용
하퇴삼두근 (종아리세갈래근: triceps surae) 　비복근(腓腹筋: 　gastrocne 　mius) 　가자미근 　(soleus)	내측두는 대퇴골의 내측상과에서, 외측두는 외측상과에서 기시 비골두, 비골외측능의 상 1/3경골 내측연	강대한 종골건(achilles tendon)이 되어 종골융기 (발꿈치뼈 융기)에 정지한다.	발을 발바닥쪽으로 굽히게 하고 발꿈치를 올리고 슬관절을 굽힌다. 발을 고정하면 하퇴와 대퇴를 후하방으로 당긴다.
족저근 (장판지빗근: plantaris)	얇은 근으로 대퇴골 외측상과 및 슬관절낭에서 기시하여 하퇴삼두근 사이를 따라 하내방으로 향한다.	achilles tendon의 내측연 또는 족관절낭	하퇴삼두근의 작용을 돕는다.
장무지굴근 (긴엄지굽힘근: flexor hallucis longus)	하퇴골간막의 후면하부와 비골체 하부 2/3에서 기시하며, 장지굴근의 외측에 따라 하행하여 거골후면 밑을 지난다.	장모지굴근구를 지나 족저를 통해 무지의 말절골저	무지의 굴곡과 장지굴근과 결합하여 2~5발가락도 굴곡시킨다.
장지굴근 (긴발가락굽힘근: flexor digitorum longus)	경골후면(후경골근의 기시부 하측)에서 기시하여 거골을 지나 족저골로 나온다.	장무지굴근건의 밑을 교차하여 4개의 건이 되어 2~5말절골에 붙는다(여기에 족저 방형근이 붙는다.)	제2~5말절골의 굴곡, 발의 족저굴, 발을 고정할 때는 하퇴를 후방으로 당긴다.
후경골근 (뒤정강근: tibialis posterior)	경비골의 후면 상부	거골과 주상골 사이를 지나 설상골, 입방골 및 제2~3중족골저	발의 족저굴, 발을 고정하면 하퇴를 후방으로 당긴다.

라. 발의 근육(muscles of the foot)

발의 근육들은 거의 족근부와 중족부에서 기시하여 발가락으로 가는 소근군으로 발등쪽에는 단무지신근(짧은엄지폄근 : extensor hallucis brevis)과 단지신근(짧은발가락폄근 : extensor digitorum brevis)이 있고, 발바닥쪽에는 충양근(벌레근 : lumbricales), 족저방형근(발바닥네모근 : quadratus plantae), 저측골간근(발바닥쪽뼈사이근 : interossei plantae), 배측골간근(등쪽뼈사이근 : interossei dorsales), 무지외전근(엄지벌림근 : abductor hallucis), 단무지굴근(짧은엄지굽힘근 : flexor hallucis brevis), 단지굴근(짧은발가락굽힘근 : flexor digitrum brevis), 무지내전근(엄지모음근 : abductor hallucis), 소지외전근(새끼벌림근 : abductor digitiminimi), 단소지굴근(짧은새끼굽힘근 : flexor digiti minimi brevis), 소지대립근(새끼맞섬근 : opponens digiti minimi)의 11개의 근군으로 발가락의 운동에 관여한다.

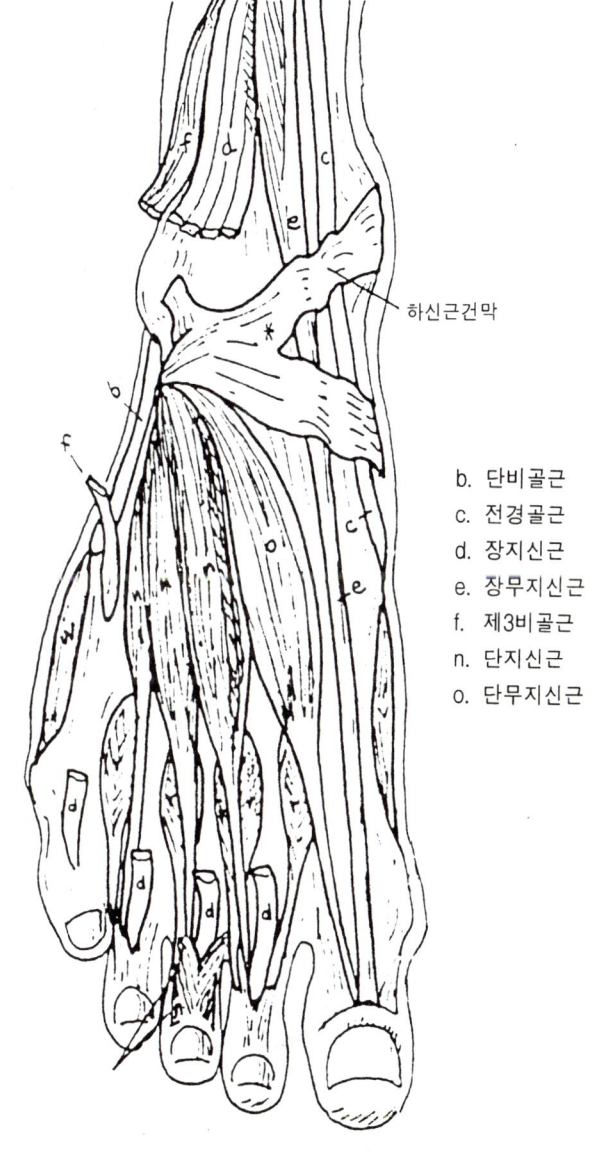

하신근건막

b. 단비골근
c. 전경골근
d. 장지신근
e. 장무지신근
f. 제3비골근
n. 단지신근
o. 단무지신근

〔그림 61〕 발등의 근육

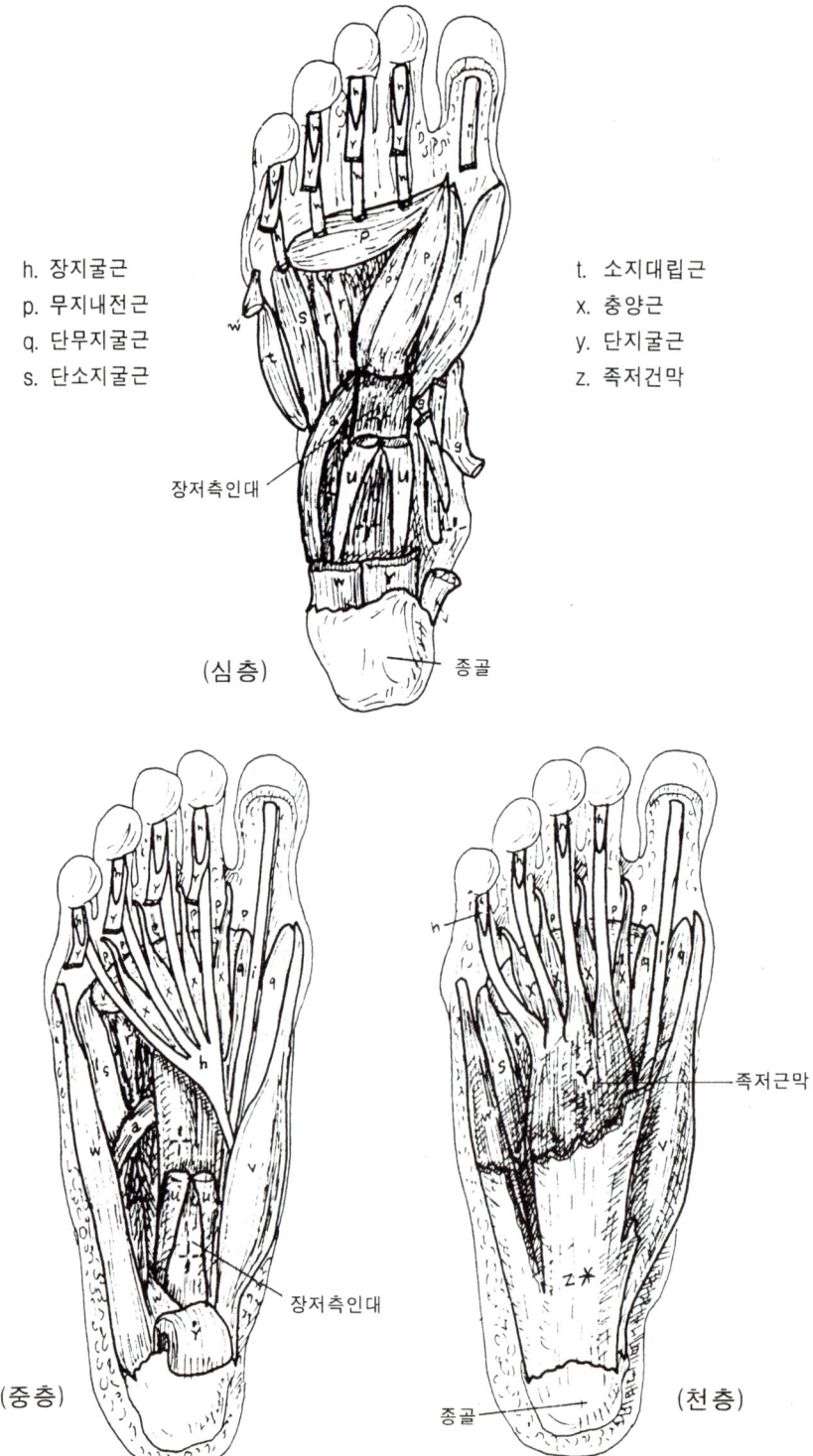

〔그림 62〕 발바닥의 근육

〈표 24〉 발의 근육

근 명	기 시	정 지	작 용
무지외전근 (엄지벌림근: abductor hallucis)	종골융기	제1중족골두	무지를 외전
단무지굴근 (짧은엄지굽힘근: flexor hallucis brevis)	입방골, 제1설상골	제1중족골두의 내측과 외측	무지를 굴곡
무지내전근 (엄지모음근: adductor hallucis)	사두:제2~4 　　중족골저 횡두:제3~5 　　중족골두	제1중족골두	무지를 내전
소지외전근 (새끼벌림근: abductor digiti minimi)	종골융기	제5기절골	소지를 외전 및 굴곡
단소지굴근 (짧은새끼굽힘근: flexor digiti minimi brevis)	제5중족골저	제5기절저	소지를 굴곡
단지굴근 (짧은발가락굽힘근: flexor digitorum brevis)	종골융기하면	제2~5지 중절골저	제2~5지를 굴곡
족저방형근 (발바닥네모근: quadratus plantae)	종골의 내측면 및 하면	장지굴근의 건에 이행	장지굴근의 작용을 돕는다.
충양근 (벌레근: lumbricales)	제2~5지의 장지굴근의 건	기절골부에서 장지 신근의 건에 이행	제2~5지 기절을 굴곡 및 중절, 말절을 신전
저측골간근 (발바닥쪽뼈사이근: interossei plantae)	제3~5중족골의 내측면	제3~5지 기절 골저의 내측	제2지를 중심으로 하여 제3~5를 내전
배측골간근 (등쪽뼈사이근: interossei dorsales)	제1~5중족골의 상대면에서	제1은 제2기절 골절의 내측 제2~4 기절 골저의 외측	제2지를 중심으로 외전
소지대립근 (새끼맞섬근: opponens digiti minimi)	제5중족골저	제5기절골저	

근육명칭 짚기

1. 전두근　　삼각근　　전거근　　광배근　　중둔근
   외측광근　능형근　　반막양근　대퇴근막장근　전완굴근

2. 측두근　　소흉근　　견갑하근　대원근　　대퇴근막장근
   대퇴이두근　오구완근　척주기립근　대둔근　삼각근

3. 교근　　　대흉근　　상완이두근　소원근　　장내전근
   반막양근　판상근　　대퇴직근　전경골근　능형근

4. 광경근　　삼각근　　상완삼두근　판상근　　박근
   반건양근　척주기립근　광배근　　비복근　　오구완근

5. 흉쇄유돌근　극상근　오구완근　척주기립근　봉공근
   전경골근　가자미근　능형근　　외복사근　대퇴근막장근

6. 관상근　　극하근　　전완신근　요방형근　대퇴직근
   비골근　　복직근　　내복사근　흉쇄유돌근　대흉근

7. 견갑거근　능형근　　전완굴근　대둔근　　내측광근
   장무지굴근　판상근　복직근　　요방형근　전거근

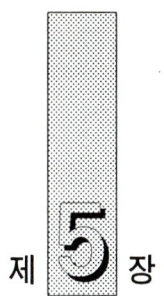

신 경 계
(神經系 : nervous system)

 신경계에는 중추신경계와 말초신경계가 있다. 중추신경계는 말초에서 자극을 받아들여, 이에 대한 반응을 지시하는 중심으로 뇌와 척수로 나눈다. 뇌는 두개강의 가운데를 차지하고 척수는 척주관의 가운데에 담겨져 있다. 말초신경계는 뇌척수신경과 자율신경으로 나뉘는데, 뇌척수신경은 뇌와 척수에서 나온 것으로 뇌에서 나온 뇌신경은 12대이고, 척수에서 나온 척수신경은 31대이다. 이들은 말초에 오면서 갈라져서 결국은 피부, 근, 선 등의 종말기관에 한 개씩의 신경섬유로 되어 끝이 된다.
 또한 뇌척수신경에 대하여 자율신경이 있는데 이는 교감신경과 부교감신경의 둘로 나눈다. 일반적으로 신경계는 다음과 같이 나눈다.

〈표 25〉 신경계의 구분

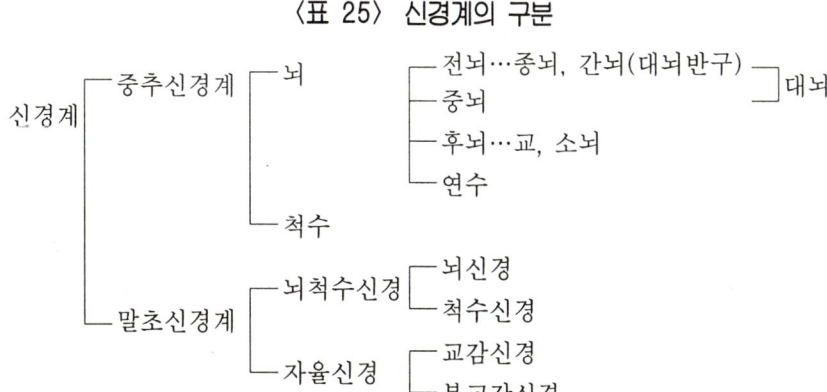

1. 중추신경계(中樞神經系 : centeral nervous system)=(CNS)

1) 뇌(腦 : brain)

뇌는 척수의 상부에 있는 중추신경부로서 두개강을 거의 메우고 있는 난형으로 되어 있다. 무게는 남성이 약 1,500g, 여성이 약 1,300g으로 체중의 약 1/40 정도가 된다. 뇌에는 네 개의 뇌실이 있는데 대뇌반구(cerebral hemisphere)에는 측뇌실(lateral ventricles), 간뇌에 제3뇌실(third ventricle), 중뇌에 중뇌수도(aquiduct of sivius), 후뇌에 제4뇌실(fourth ventricle)이 있다. 뇌척수액

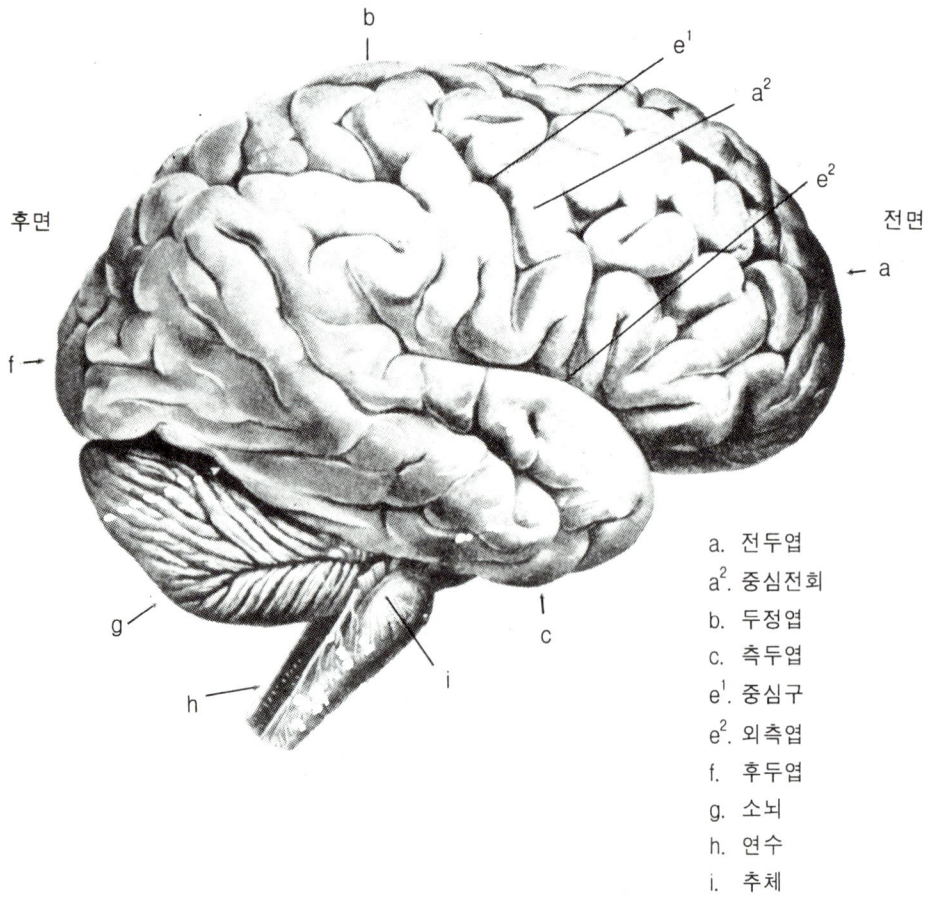

a. 전두엽
a^2. 중심전회
b. 두정엽
c. 측두엽
e^1. 중심구
e^2. 외측엽
f. 후두엽
g. 소뇌
h. 연수
i. 추체

〔그림 63〕 뇌의 우측면

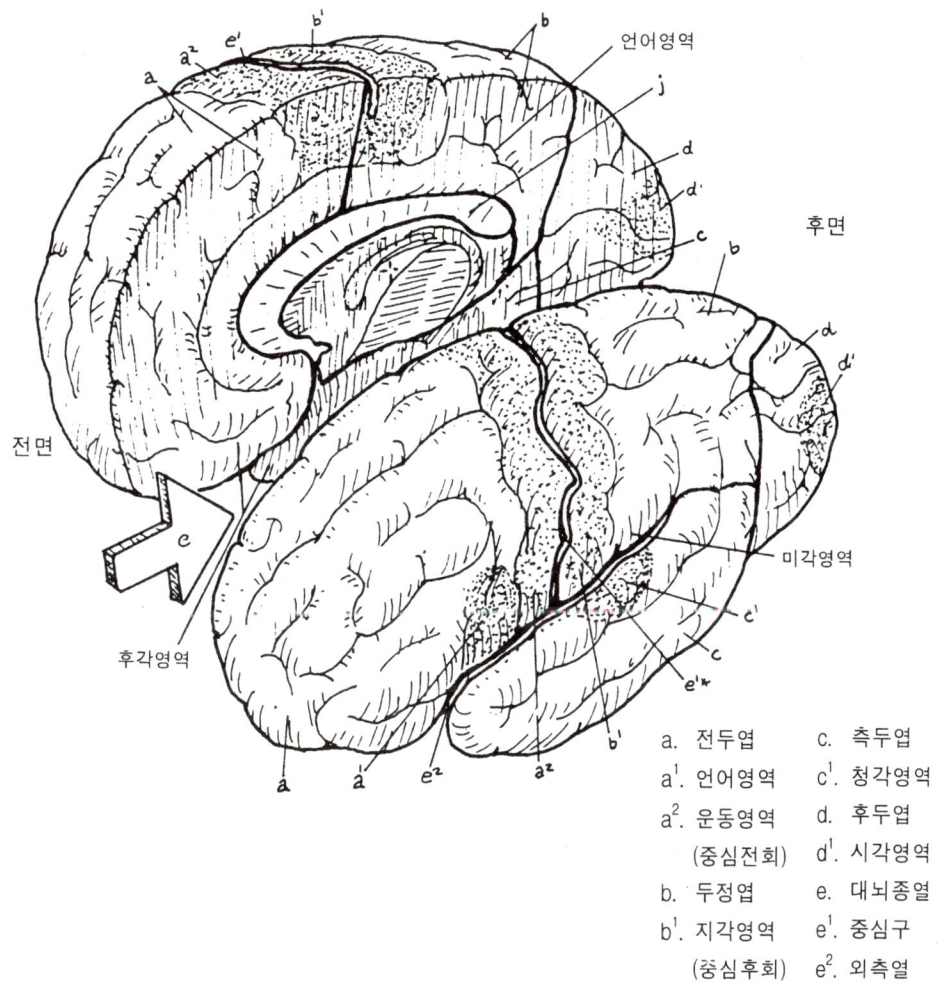

〔그림 64〕 대뇌반구와 기능영역

(cerebrospinal fluid)은 맥락조직에서 분비되어 뇌실과 지주막하강을 채우고 있고, 그 양은 100~150㎖이 되며 포타슘 및 염분을 함유하고 있다. 수막(meninges)은 뇌와 척수의 표면을 둘러싸고 있는 결합조직으로 구성된 세 겹의 막으로 가장 바깥의 두꺼운 층이 경막(경질막 : dura mater)이고 중간의 얇은 층이 지주막(거미막 : arachnoid)이며, 가장 안쪽에서 뇌와 척수의 실질에 밀착되어 있는 섬세한 층이 연막(연질막 : pia mater)이다.

(1) 전뇌(前腦 : frontal brain)

전뇌는 종뇌와 간뇌로 되어 있다. 종뇌(끝뇌 : telencephalon)는 대뇌반구(大腦半球 : cerevral hemisphere)로 바뀐다. 대뇌반구는 전두엽, 두정엽, 후두엽, 측두엽으로 나눈다. 전두엽(前頭葉 : frontal lobe)은 언어영역과 운동영역을 이루며, 두정엽(頭頂葉 : parietal lobe)은 지각영역을, 측두엽(側頭葉 : temporal lobe)은 청각영역을 이룬다. 간뇌(사이뇌 : diencephalon)는 중뇌의 전상방으로 이어져 대뇌반구의 가운데 깊이 위치하고 있다. 그 윗부분인 시상(視床 : thalamus)은 척수에서 모인 감각뉴런이 모이는 부분으로 대내피질로 보내준다. 그 아랫부분인 시상하부(視床下部 : hypothalamus)는 자율신경계의 통합적 중추를 이루고, 체온이나 혈당량을 조절하고 물질대사의 중추가 된다.

(2) 중뇌(중간뇌 : midcephalon)

후뇌의 전상방에 이어진 부분으로 대뇌와 척수, 소뇌를 연결하는 많은 전도로(傳導路)의 중계소가 되며, 안구운동이나 동공수축의 운동중추(運動中樞)가 있다.

(3) 후뇌(後腦 : hindbrain)

후뇌는 연수의 위에 이어진 부분으로 앞쪽의 교(橋 : pons)와 뒤쪽의 소뇌(小腦 : cerebellum)로 나누어지고, 이들 사이에 제4뇌실이 있다. 교는 백질(白質 : white matter)의 단순한 비후부로 각종의 전도로에 해당되며 삼차신경(三叉神經 : trigeminal nerve)의 반사중추(反射中樞)를 이룬다. 소뇌는 대뇌와 척수 사이의 부위로서 주로 운동과 평형의 조절 중추가 된다.

술에 취했을 때의 걸음걸이는 소뇌가 제 기능을 발휘하지 못한 결과이다.

(4) 연수(숨뇌 : medulla)

연수는 척수와 연결된 부분으로 대후두공의 높이에 해당하고 윗부분이 비후하고 굵다. 연수는 척수와 같이 많은 뇌신경의 반사중추를 이루며, 연하, 구토, 재채기, 기침, 타액 및 눈물의 중추가 되며 호흡운동, 심장운동, 혈당량 등의 조절중추가 있어, 인간의 생명유지에 절대 필요한 부분이다.

2) 척수(脊髓 : spinal cord)

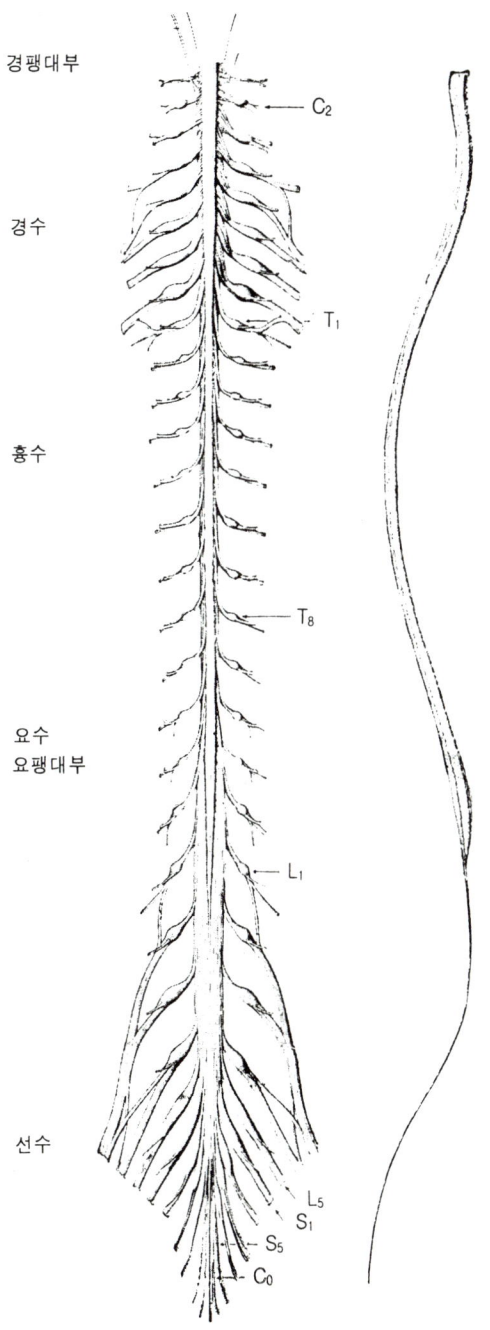

척수는 뇌와 같이 중추신경계를 이루고 있으며 척주(脊柱 : spinal column)의 안에 채워져 있다.

척수는 말초신경과 뇌 사이의 연락로가 되고, 척수신경에 대한 반사중추가 된다.

척수는 흰색으로 된 연한 원주상의 기관으로 그 길이는 약 40cm이고, 굵기는 약 1cm 정도이다. 척수는 사지의 신경이 나오는 곳으로 두툼하게 되어 있는데, 이곳을 경팽대부와 요팽대부라 부른다. 척수는 신경이 나오는 부위에 따라 경수, 흉수, 요수, 선수의 4부로 나눈다.

〔그림 65〕 척수의 후면과 측면

2. 말초신경계(末梢神經系 : peripheral nervous system : PNS)

　말초신경계는 뇌척수신경계와 자율신경계로 나누고, 전자는 다시 뇌신경과 척수신경으로 나누며, 후자는 교감신경과 부교감신경으로 나누어 진다.

1) 뇌척수신경

(1) 뇌신경(腦神經 : cranial nerve)

뇌신경은 뇌에서 생겨난 말초신경으로 12대이다.

가. 제1뇌신경 : 후신경(후각신경 : olfactory n.)

후신경은 지각신경섬유로 냄새를 맡는다.

나. 제2뇌신경 : 시신경(시각신경 : optic n.)

시신경은 지각신경으로 보는 기능을 담당한다.

다. 제3뇌신경 : 동안신경(눈돌림신경 : oculomotor n.)

　운동신경과 지각신경의 혼합으로 운동신경으로는 안구를 위, 아래, 앞으로 움직이며, 눈까풀을 올리고, 동공을 수축시킨다. 또한 감각신경으로서의 작용은 눈주위에 분포되어 근육운동을 담당한다. 제3,4,6 뇌신경들은 같은 계통에 속해 있으며 안근(眼筋)을 지배한다.

라. 제4뇌신경 : 활차신경(도르래신경 : trochlea n.)

　동안신경과 같이 중뇌에서 발생하며 혼합신경으로 운동신경으로서의 기능은 안구를 움직이게 하며, 지각신경으로서의 기능은 근육운동의 감각을 일으킨다.

마. 제5뇌신경 : 삼차신경(三叉神經 : trigeminal n.)

　삼차신경은 뇌신경 중에서 가장 크고 강한 것으로 교에서 나와 반월신경절에 이르러 3개로 나누어진다. 안신경(눈신경 : ophthalmic n.)은 결막, 코의 피부와 점막 혹은 눈까풀에 퍼져 있으며 통감, 촉감, 온도감 등을 느끼며, 상악신경(위턱신경 : maxillary n.)은 뺨, 눈까풀, 비점막, 상악, 치아 등에 위치하면서 통감, 촉감, 온도감 등을 감지한다. 하악신경(아래턱신경 : mandibular n.)은 하악, 치아, 눈까풀, 입, 혀, 외이 등에 퍼져 있으며, 통감, 온도감, 촉감을 느끼며, 저작근을 수축시킨다.

　바. 제6뇌신경 : 외전신경(갓돌림신경 : abducens)

　외전신경은 제3,4 뇌신경과 같은 계통으로 되어 있으며, 이는 교와 연수사이에 일어나며 안근(眼筋)의 운동감각을 느끼게 하고, 안구를 옆으로 움직이게 한다.

　사. 제7뇌신경 : 안면신경(얼굴신경 : facial n.)

　이것은 안면근에 분포되어 있어, 안면근을 수축시키고, 비점막, 입, 설하, 상악하, 누기 등 선의 분비를 일으킨다. 또한 혀의 앞 부분에 분포되어 있으면서 맛을 알게 하며 분포되어 있는 근육의 운동을 감각하게 한다.

　아. 제8뇌신경 : 내이신경(속귀신경 : vestibulocochlear n.)

　이 신경은 지각신경으로서 안면신경과 함께 내이도로 들어가 전정신경(vestibular n.)과 와우신경(cochlear n.)으로 나누어 진다.

　전정신경은 위치감과 평형감을 담당하며, 와우신경은 듣는 역할을 담당한다.

　자. 제9뇌신경 : 설인신경(혀인두신경 : glossopharyngeal n.)

　운동신경으로서는 혀의 운동과 연하작용을 조절하고, 지각신경으로는 혀와 목구멍의 일반적인 감각과 혀의 뒷부분에서 냄새를 맡고, 경동맥내 혈액의 O_2와 CO_2 분압의 화학수용기로서의 감각을 담당한다.

　차. 제10뇌신경 : 미주신경(迷走神經 : vagus n.)

　이 신경은 뇌에서 시작해서 목, 흉부, 복부로 내려와서 골반을 제외한 모든 내장에 분포되어 있는 주요한 부교감신경으로 운동, 지각분비를 담당한다. 迷走라는 이름은 그 범위가 넓고 그 지남과 분포를 알기가 어려워서 붙여진 이름이다. 미주신경은 인두의 근육을 수축시켜 음식을 삼키며, 말을 하게하고 기관지를 수축하게 하며, 내장의 연동운동을 시킨다. 또한 통감, 촉감, 온도감, 구토감을 느끼게 한다. 또한 위와 장의 내분비를 일으킨다.

카. 부신경(더부신경 : accessory n.)

이것은 미주신경의 부속신경이라는 의미에서 붙여진 이름이다. 후두의 고유근을 수축시켜 말을 하게 하고, 승모근과 흉쇄유돌근에 분포되어 있어 어깨와 머리를 움직이게 한다.

타. 설하신경(혀밑신경 : hypoglossal n.)

이것도 운동신경으로서 설골근(목뿔근육 : hyoid muscle)들을 지배하여 개구운동과 연하작용을 한다.

(2) 척수신경(脊髓神經 : spinal n.)

척수신경은 척수에서 나오는 말초신경으로 31대가 되고, 1대씩 추간공(椎間孔)을 통하여 밖으로 나온다. 이것은 뇌신경과 달리 각 대가 모두 똑같이 구성되고, 분포되어 있다.

가. 척수신경의 구분

① 경신경(목신경)…8대
② 흉신경(가슴신경)…12대
③ 요신경(허리신경)…5대
④ 선골신경(엉치신경)…5대
⑤ 미골신경(꼬리신경)…1대

경신경은 환추와 후두 사이부터 제1~제8 경신경이라 부르며 흉·요·선골신경은 해당척추의 아래에서 나오며 순서대로 부르면 된다. 미골신경은 제2미골 아래에서 나온다.

나. 척수신경의 구성

척수신경은 신경섬유들이 모여 신경섬유속을 이룬다. 이 속들은 신경초(신경주위막 : perinerurium)에 의하여 둘러 싸이고, 이것으로부터 신경섬유내초(신경속막 : endoneurium)라 불리우는 결체조직이 각 신경섬유들 사이의 공간으로 뻗어 완전한 신경단위를 이루기 위해 얽어맨다.

31쌍의 척수신경들은 각각 전근(앞뿌리 : ventral root)과 후근(뒤뿌리 : dorsal root)을 가지고 있다. 전근은 운동섬유로서 척주 전면에 있는 회막질이

포함된 신경세포에서 일어나고, 운동충격을 척수로부터 말초에 전달한다. 후근 섬유는 지각섬유로서, 추공(椎孔) 사이에 위치한 후근의 신경절 세포에서 일어나는데, 이 세포체에는 각기 한 개씩의 섬유를 내고 있다. 이 섬유는 한쪽 끝은 피부, 근육, 건, 관절 등 감각기관에 뻗쳐 있고, 다른 한끝은 척수에서 뻗어 있어 척수의 후근을 형성한다.

다. 척수 신경지의 분포

흉부를 제외한 부위의 척수신경들은 척주의 양쪽에 상하로 얽혀 신경총(신경얽기 : plexus)이라는 망상신경을 이룬다. 이 신경총들은 경신경총, 흉신경, 완신경총, 요신경총, 선신경총이다.

① 경신경총(목신경얽기 : cervical plexus)은 척수전면 가지에서 제1~4 경신경에 의해 형성되어 목 부위의 조직에 분포한다.

제2,3,4 신경은 상지와 하지로 나눈다. 이 신경들 중에는 설하신경, 미주신경, 부신경과 합쳐진다. 또한 제3~5 경신경에서 시작하여 목과 흉곽을 지나 횡격막에 이르는 횡격막신경(phrenic n.)은 횡격막의 운동을 지배한다.

② 흉신경(가슴신경 : thoracic nerves)은 척수신경의 가장 전형적인 형태로서 전지(前枝 : anterior ramus)는 늑골을 따라 흉곽의 전면으로 퍼져 늑간근과 전면의 피부에 분포하며, 후지(後枝 : posterior ramus)는 뒤로 향하여, 배 근들을 지배한다.

③ 완신경총(팔신경얽기 : brachial plexus)은 제5~8 경신경과 제1흉신경의 가지가 연합해서 제1늑골 밑과 쇄골 2/3 하부 옆을 통해 겨드랑이로 들어간다. 이들은 상지로 뻗어 5개의 신경으로 나뉜다.

　ㄱ. 액와신경(겨드랑신경 : axillary n.)은 주로 소원근이나 삼각근, 상완외측의 피부에 퍼져 있어, 주로 천배근, 천흉근, 견갑근들을 지배한다.

　ㄴ. 근피신경(근육피부신경 : musculocutaneous n.)은 상완이두근, 오구완근, 상완근 등 상완굴근군들에 퍼져 있으며 또한 이 근들을 지배한다.

　ㄷ. 정중신경(正中神經 : medial n.)은 상완동맥과 같이 상완의 전면을 팔꿈치를 향해 내려가서, 전완 전면의 정중부를 지나 손바닥을 통하여 손가락까지 분포한다. 이 신경은 전완이나 손의 요골측의 근과 피부를 지배한다.

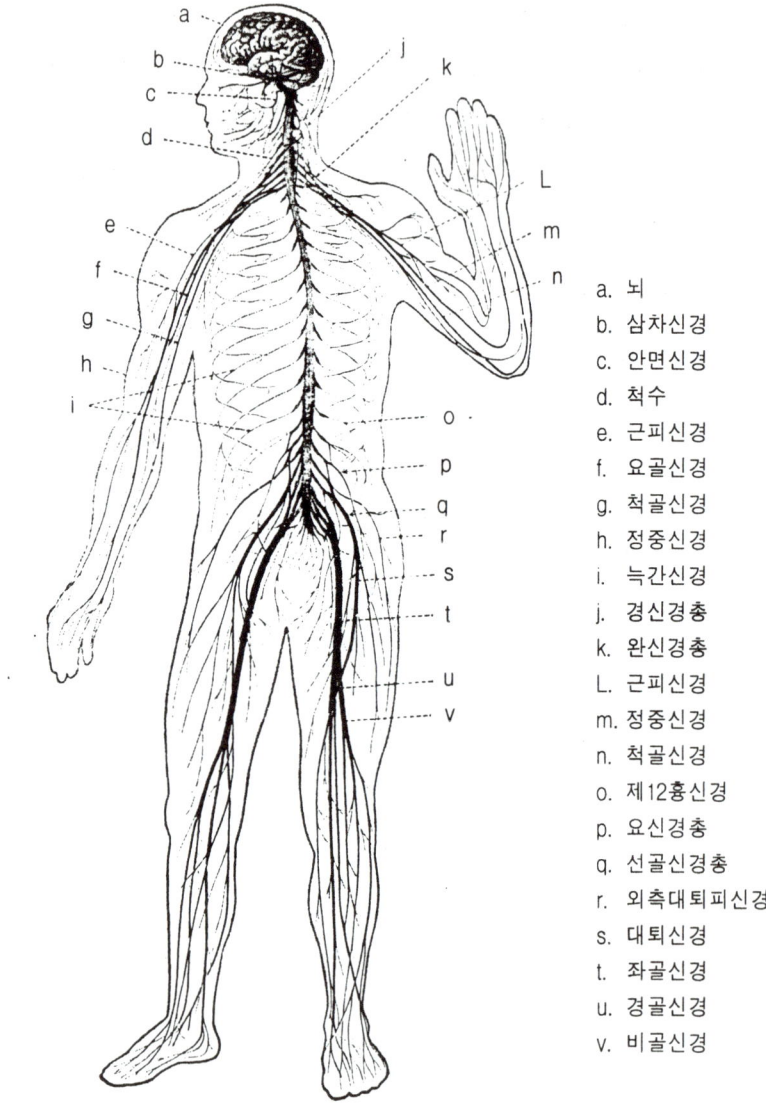

a. 뇌
b. 삼차신경
c. 안면신경
d. 척수
e. 근피신경
f. 요골신경
g. 척골신경
h. 정중신경
i. 늑간신경
j. 경신경총
k. 완신경총
L. 근피신경
m. 정중신경
n. 척골신경
o. 제12흉신경
p. 요신경총
q. 선골신경총
r. 외측대퇴피신경
s. 대퇴신경
t. 좌골신경
u. 경골신경
v. 비골신경

〔그림 66〕 신경계의 전경

ㄹ. 척골신경(자신경 : ulnar n.)은 척측수근굴근과 심지굴근에 분포되어 있으며, 이 부위의 감각을 담당하여 이 부위에 타격을 받으면 짜릿한 통증을 느끼게 된다.

ㅁ. 요골신경(노신경 : radial n.)은 상완삼두근에 분포되어 상완 후면을 나선형으로 둘러싸고 있으며 전완 후면의 모든 근육에 분포되고 전완과 손의 피부로부터 지각을 받는다.

a(C_5-T_1) 신경근
$b^1b^2b^3$ 상중하신경간
c^1c^2 신경지
$d^1d^2d^3$ 외측내측후신경속
e. 근피신경
f. 액와신경
g. 요골신경
h^1h 정중신경
i. 척골신경

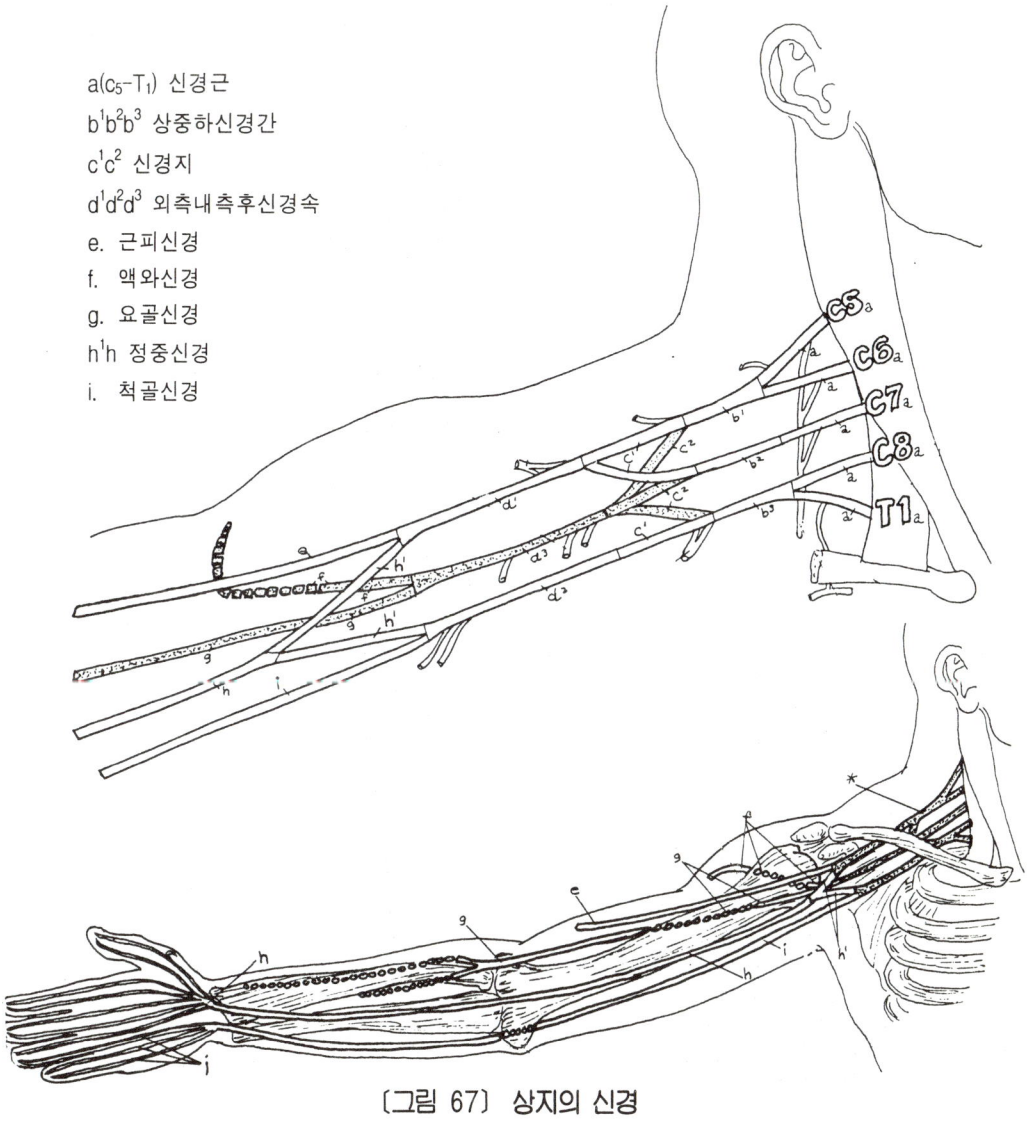

〔그림 67〕 상지의 신경

④ 요신경총(허리신경얽기 : lumbar plexus)은 요부의 제1~4분절의 전지로 형성되어 후복벽의 내측에 분포하고 있다.

ㄱ. 대퇴신경(넙다리신경 : femoral n.)은 제일 큰 요신경가지로 대퇴의 굴근과 전면의 피부, 종아리에 분포한다.

ㄴ. 대퇴피신경(넙다리피부신경 : femoral cutanous n.)은 대퇴의 측부 절반에 분포되어 있다.

ㄷ. 음부대퇴신경(음부넙다리신경 : genitofemoral n.)은 대퇴의 피부와 음낭에 분포되어 있다.

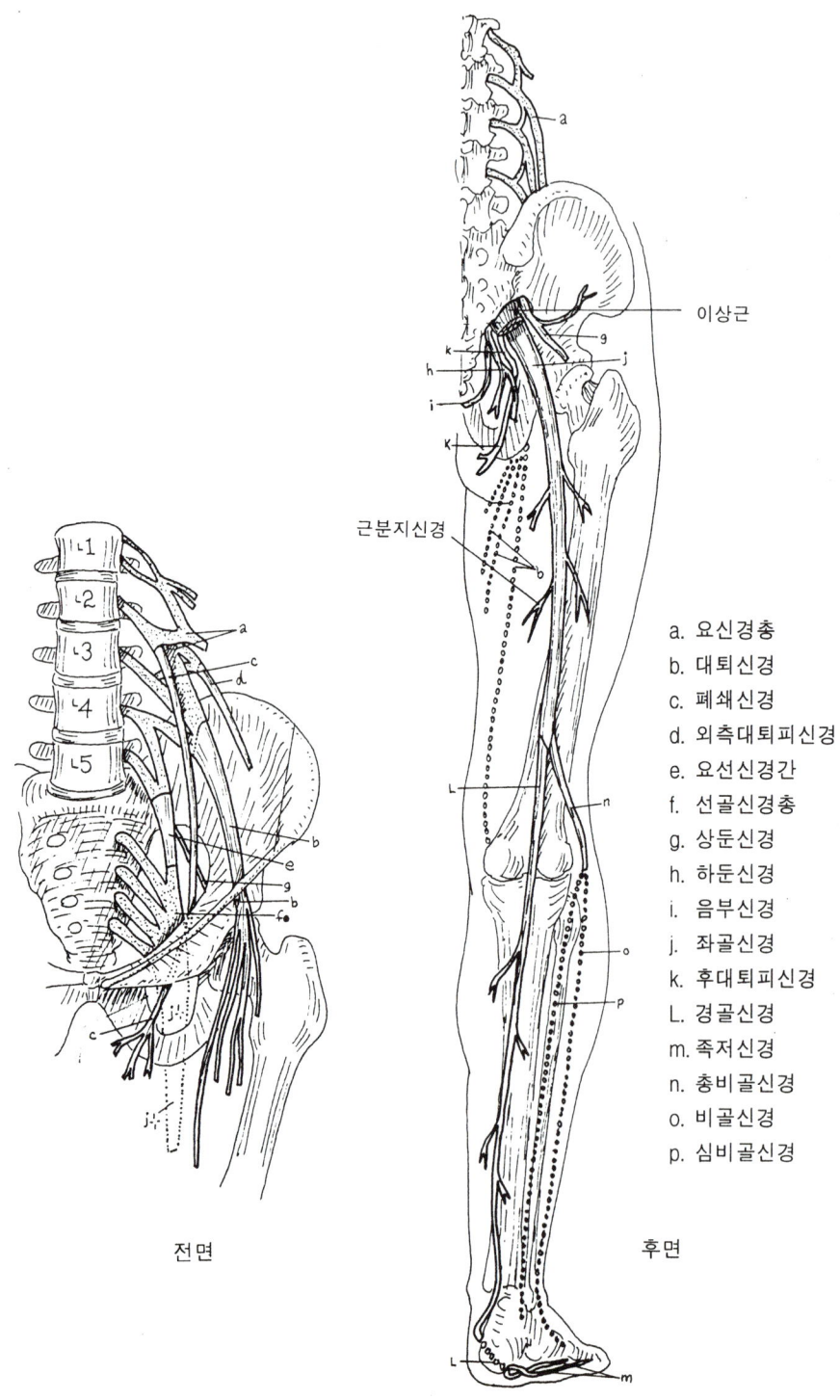

[그림 68] 하지의 신경

⑤ 선신경총(엉치신경얽기 : sacral plexus)은 제4~5 요신경과 제1~3 선신경에 의해 구성된다. 하지의 근육에 분포되어 있는 좌골신경(궁둥신경 : sciatic n.)은 체내에서 가장 크고 긴 신경으로 골반내부→둔부→대퇴후면→총비골신경(온종아리신경 : common peroneal n.)과 경골신경(정강신경 : tibial n.)으로 나뉘어 지는데, 총비골신경은 다리의 외측과 발등을, 경골신경은 다리의 후면과 발바닥을 지배한다.

2) 자율신경(自律神經 : autonomic nerve)

자율신경은 수의적으로 활동을 조절할 수 없는 소화관, 혈관, 폐, 심장, 방광, 자궁 등의 기관을 지배하여 소화를 위한 분비, 심장박동, 호흡, 혈액순환 및 불수의적(unvoluntary)인 기관의 움직임을 조절한다. 자율신경은 교감신경과 부교감신경으로 나눈다.

(1) 교감신경(交感神經 : sympathetic nerve)

교감신경 섬유는 제1흉추에서 상부요추(L_1~L_3)의 높이로 척주측주의 신경세포에서 나온다. 척수를 나오면 전근(ventral root)에서 백교통지(white ramus communicans)를 지나 두개저에서 미골에 이르기까지 20여개의 신경절이 연결되어 교감신경간(交感神經幹 : sympathetic trunk)으로 들어간다. 여기에서 나온 신경섬유들은 두부, 경부, 흉부, 복부 및 골반부로 연결이 된다.

교감신경은 부교감신경과 길항적으로 작용한다. 서로 조정하여 인체 내부의 기능을 평정한 상태가 되도록 한다.

〈표 26〉 자율신경계의 기능

기 관	교감신경	부교감신경	기 관	교감신경	부교감신경
동 공	확 장	수 축	소화기 운동	억 제	촉 진
누 선	분비촉진	분비억제	심 장 박 동	촉 진	억 제
타 액 선	분비촉진	분비억제	기 관 지	이 완	수 축
한 선	분비촉진	분비억제	방 광	이 완	수 축
입 모 근	수 축	이 완	괄 약 근	수 축	이 완
소화기분비선	분비억제	분비촉진	혈 관	수 축	이 완

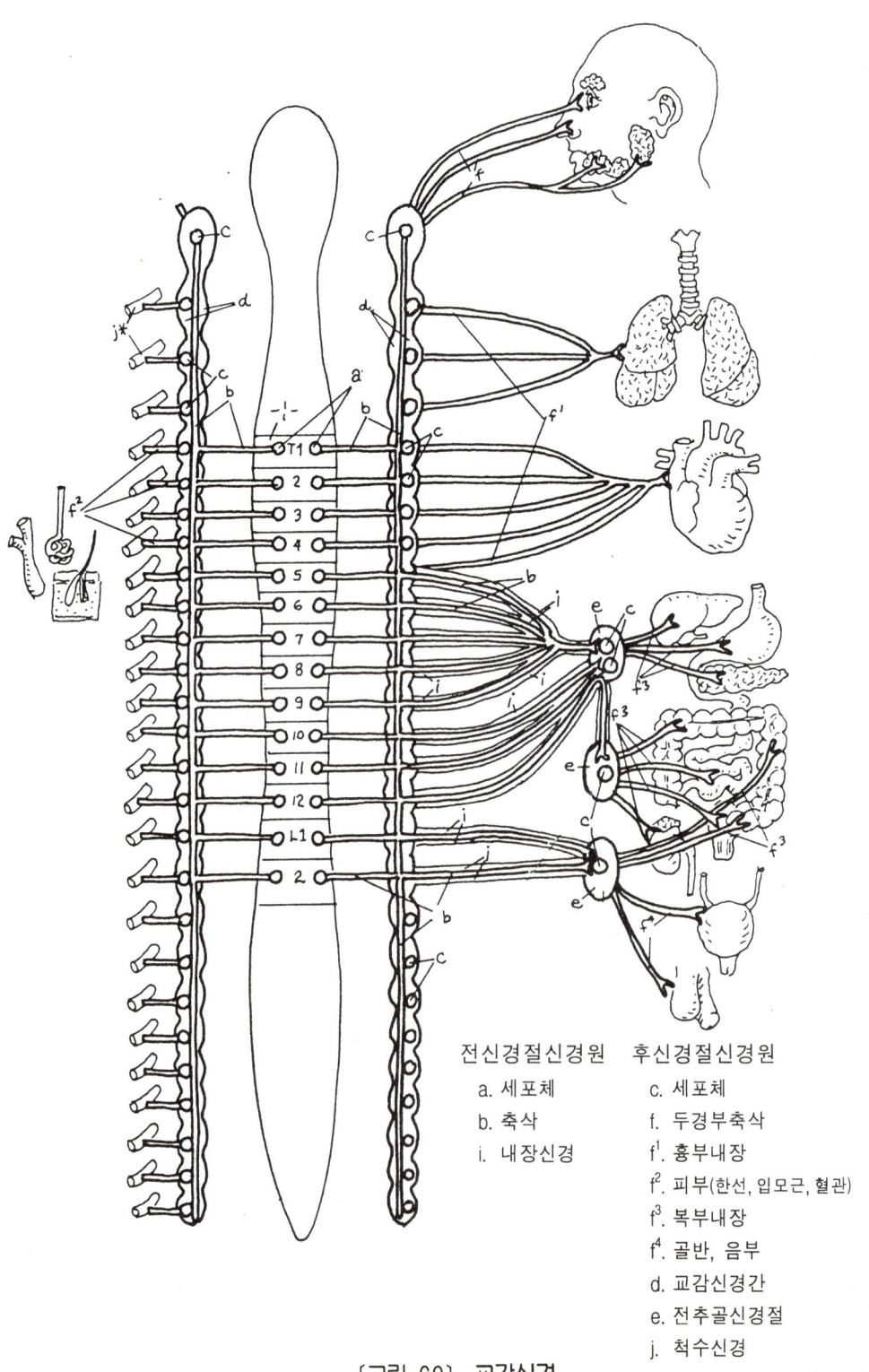

전신경절신경원	후신경절신경원
a. 세포체	c. 세포체
b. 축삭	f. 두경부축삭
i. 내장신경	f^1. 흉부내장
	f^2. 피부(한선, 입모근, 혈관)
	f^3. 복부내장
	f^4. 골반, 음부
	d. 교감신경간
	e. 전추골신경절
	j. 척수신경

〔그림 69〕 교감신경

(2) 부교감신경(副交感神經 : parasympathetic nerve)

부교감신경은 절전 신경세포의 위치에 따라 뇌부와 선수부로 나눈다. 뇌부(腦部 : cranial division)는 동안, 안면, 설인, 미주신경을 통해서 선수부(仙髓部 : sacral division)에서는 S_{2-4}의 측주세포에서 나온 골반내장신경(骨盤內臟神經)이나 발기신경(勃起神經)으로 나오며, 이들은 부교감신경절에 이르고 이로부터 절후신경이 장기에 분포한다.

3. 신경계의 전도로

자극이나 흥분이 말초에서 중추로, 혹은 중추에서 말초로 전달되는 것은 일반적으로 몇 개의 신경원을 차례로 통과함으로 이루어진다. 이러한 신경원들의 연결을 전도로(傳導路 : tract)라 한다. 인체의 전도로는 말초신경에서는 간단한 경과를 통하지만, 중추신경에서는 매우 복잡하게 연결이 되어 있다. 전도로는 다음과 같이 세 부분으로 나눈다. 구심성전도로는 말초의 지각장치나 감각기관에서 시작하여 대뇌, 소뇌 등의 피질에 이르는 것으로 상행성 투사경로(오름신경로 : accending projection tracts)이고, 원심성전도로는 대뇌피질이나 운동 및 분비 중추에서 일어나 말초의 종말기관인 근이나 선에 이르는 것으로 하행성 투사경로(내림신경로 : descending projection tracts)이며, 반사로는 두 전도로 사이에 있는 것으로 대뇌피질을 통하지 않는다.

1) 구심성전도로(求心性傳導路 : afferent tracts)

말초에서의 자극(刺戟)을 중추(中樞)로 전하는 경로로, 척수의 가운데를 뇌쪽으로 올라가기 때문에 상행전도로라 한다. 모든 감각기관에서 여러 가지 전도로가 생겨나서, 그 경로는 서로 다소 틀리다. 전도로는 지각(知覺), 미각(味覺), 후각(嗅覺), 시각(視覺), 청각(聽覺), 평형각(平衡覺) 등으로 구분한다.

여기서는 그 대표로 지각전도로에 대하여 설명한다.

지각전도로는 주로 피부나 점막에서의 촉각, 압각, 통각, 온각, 냉각 등의 자극을 근육이나 건, 관절 등의 여러 심부감각을 대뇌피질(大腦皮質)에 전한다.

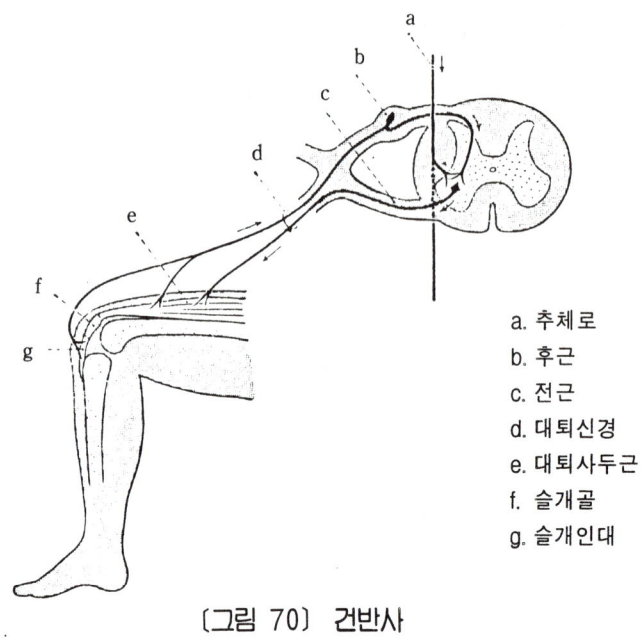

a. 추체로
b. 후근
c. 전근
d. 대퇴신경
e. 대퇴사두근
f. 슬개골
g. 슬개인대

〔그림 70〕 건반사

2) 원심성전도로(遠心性傳導路 : centrifugal tracts)

이는 중추에서 말초의 제 기관으로 흥분을 전하는 경로로, 근은 이의 명령을 받아 수축하고 선은 분비를 한다.

① 추체로(錐體路 : pyramidal tract)는 대뇌피질의 4영역의 세포에서 출발하는 수의운동 통로이고 연수의 추체를 통과한다. 추체로는 섬세한 운동이 일어나는 근과 긴밀한 관련을 가지고 있다.

한쪽 추체로가 장애되어 흥분전달이 중단되면 다른편의 사지에 수의운동마비(hemiplegia) 증상인, 반신불수나 근이 긴장을 잃거나, 신장반사가 일시 사라진다. 이 상태를 이완마비(flaccid paralysis)라 한다.

발바닥을 자극하면 엄지발가락을 등 쪽으로 구부리는 Babinski 반사가 나타난다.

정상시에는 발바닥을 긁으면 엄지를 발바닥 쪽으로 구부리는 발바닥반사(足底反射 : planter flex)가 일어난다.

② 추체외로(錐體外路 : extrapyramidal tract)

척수 전주의 운동뉴런에 끝나는 운동성의 중추경로 중에서 추체로 이외의 것을 추체외로라한다. 적핵척수로, 시개척수로, 망향체척수로, 전정척수로, 오리보 척수로의 다섯 개이다. 이 경로들의 기시핵은 대뇌피질, 기저핵내의 섬유를 받고 있다.

추체외로는 수의운동에 수반하는 협동운동에 관계하는 경로이며, 이의 손상은 골격근의 운동에 변화를 가져온다. 소뇌와 시상하부를 경유하는 자율성 운동의 경로이기도 하다.

소뇌에서는 운동실조, 떨리기 등이고, 뇌간척수의 높이에서는 운동마비와 서기, 걷기 등의 이상이 일어난다. 진전마비(振顫痲痺 : shaking palsy) 또는 파킨슨병(parkinsonism)이라고 하는 병은, 주 증상인 운동장애가 서서히 발병하여 운동이 감소됨과 동시에 근육의 긴장이 증가하고, 손가락, 목, 입술 등에 진전이 일어난다. 눈이 깜빡이지 않고 얼굴표정이 없어진다.

먹거나 말하는 동작이 원활하지 않고 발한 이상이 온다. 약물에 의한 대증요법(對症療法)을 시행한다.

3) 반사궁(반사활 : reflex arc = 反射路 : reflex tract)

척수 신경의 지각섬유가 후근을 통해서 척수 속으로 들어가 일부는 후삭을 지나 연수로 상행하여 대뇌피질에 이르나, 그 측부지(側副枝 : collateral branches)와 일부 섬유는 전각에 있는 운동신경에 연결되는데, 이를 반사궁이라 한다.

가. 단순반사궁(monosympatic arc : 2 neuron)

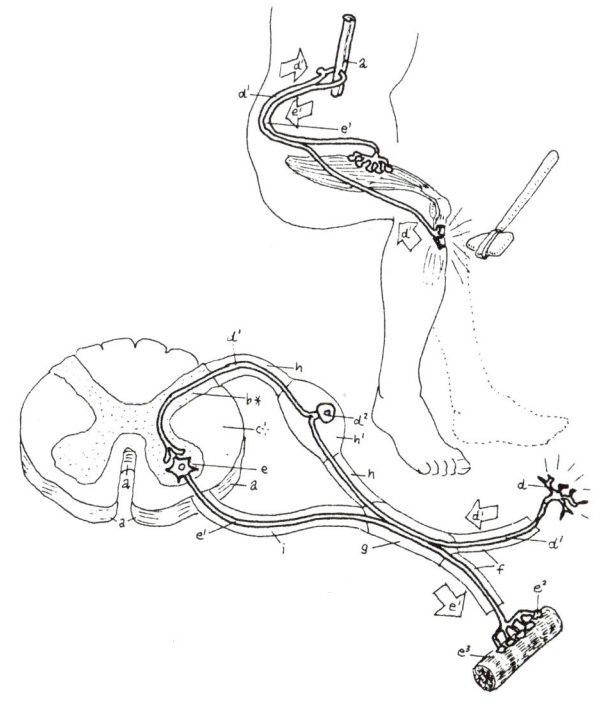

a. 척수
b. 회질
c. 백질
d^2. 지각신경세포체
e. 운동신경세포체
g. 척수신경
h. 후근

〔그림 71〕 단순반사궁(슬개반사)

후근세포의 신경돌기인 지각신경 세포체(sensory neuron cell body)가 직접 전근세포인 운동신경 세포체(motor neuron cell body)에 연락되어 생기는 반사궁으로 슬개반사(膝蓋反射 : knee jerk)가 그 예이다. 이는 슬개인대(patella ligament)를 망치로 때리면 근이 신장(stretch)하여 그 결과 근방추(筋紡錘)나 건방추(腱紡錘)가 자극이 되어 이 자극이 지각신경에 의해 척수로 가고, 이어 전근세포를 자극하기 때문에 이 흥분이 운동신경을 통해 근에 전달된다.

다. 복합반사궁(複合反射弓 : polysympatic arc : multi neuron)

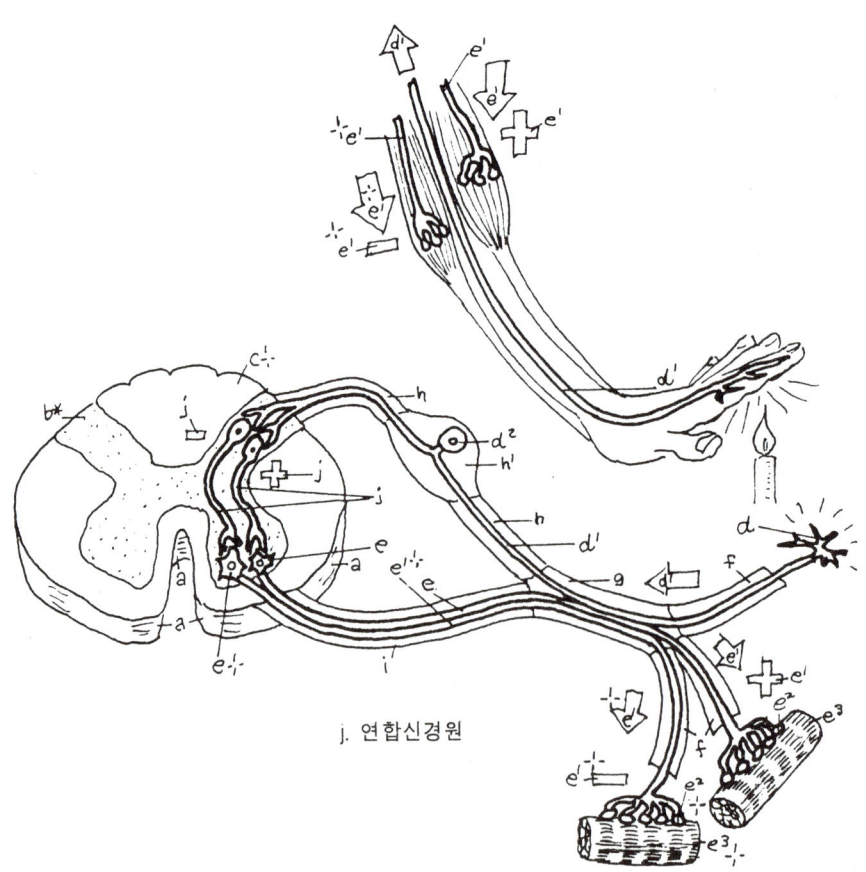

j. 연합신경원

〔그림 72〕 복합반사궁

후근세포와 전근세포 사이에 연합신경원(association neuron = 개재뉴론 : inter neuron)은 광범위한 반사운동(reflex movement)이다.

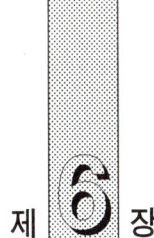
제 6 장

순 환 기 계
(循環器系 : circuratory system)

1. 심장(心臟 : heart)

 순환계의 작용은 소화기에서 흡수한 영양분과 폐에서 얻어진 산소를 각 조직에 운반하는 일과, 각 조직에서 생성되는 노폐물을 폐나 신장으로 옮겨 방출시키며 체내에서 생성되는 호르몬이나 신진대사의 중간산물들을 혈액에 의하여 운반한다. 혈액은 심장의 펌프작용에 의하여 동맥을 통하여 각 조직과 모세혈관에 보내지고 정맥을 통하여 다시 심장으로 돌아온다.
 심장은 흉골 뒤 제2늑골과 제6늑골 사이에 위치하고, 좌우 폐와 아래로는 횡격막과 접하고 있다.

1) 심장벽(心臟壁)

 심장벽은 안으로부터 ①심내막(endocardium) ②심근(cardiac muscle) ③심막(pericardium)의 3층으로 되어 있다. 심내막은 엷은 점막으로 심내강을 싸고, 심근은 자율신경의 지배를 받는 횡문근으로 특히 좌심실의 벽은 혈액의 펌프작용을 하기 알맞게 가장 두껍다. 심막은 심장의 바깥면을 싸고 있는 막으로 심낭에 싸여 있다. 심낭은 심장의 바깥면을 싸고 있는 주머니로 위로는 대동맥과 대정맥이 있고 아래로는 횡격막에 닿아 있다.

2) 심장의 내부

① 우심방(오른심방 : right atrium)은 난원형이며 장축을 전후로 하고 있다. 벽의 두께는 약 2mm이며 좌심방보다 적고 용적은 약 57cc이다.

우심방의 후상부에는 상대 정맥구가 있고 후하부에는 하대 정맥구가 있으며, 이 바로 밑에 관상정맥동(冠狀靜脈洞)이 있다. 2개의 방과 2개의 심실 중격이 있다. 우심방과 우심실 사이에는 삼첨판(三尖瓣 : tricuspidvalve)이 있어 혈액의 역류를 막는다. 우심방은 전신에서 돌아오는 정맥혈을 상대정맥, 하대정맥 및 관상동맥을 통하여 받아들여 삼첨판을 통하여 우심실로 보낸다.

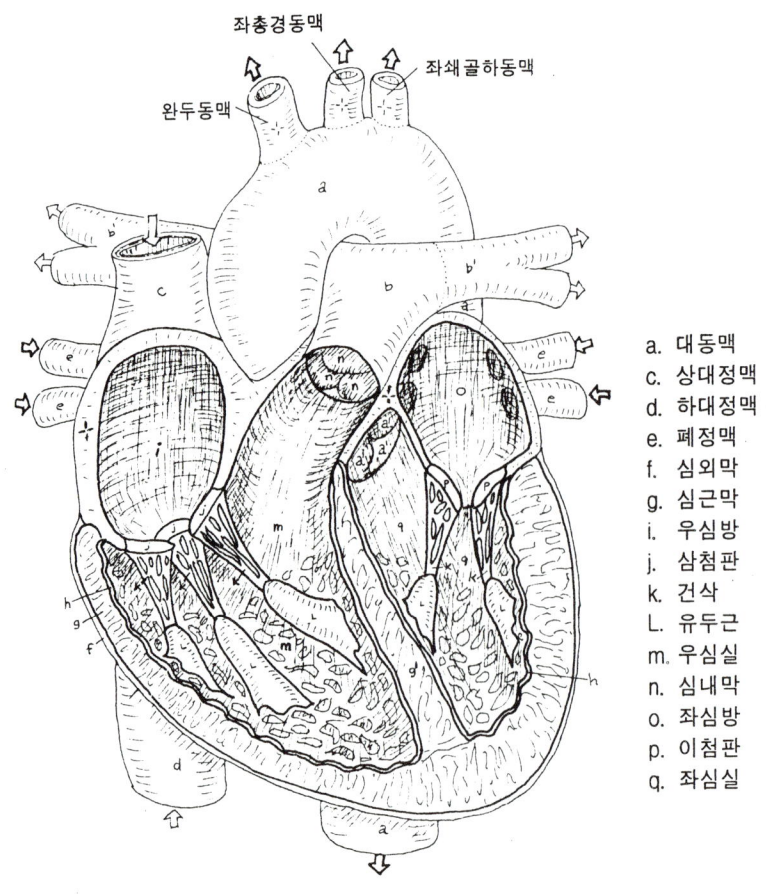

a. 대동맥
c. 상대정맥
d. 하대정맥
e. 폐정맥
f. 심외막
g. 심근막
i. 우심방
j. 삼첨판
k. 건삭
L. 유두근
m. 우심실
n. 심내막
o. 좌심방
p. 이첨판
q. 좌심실

〔그림 73〕 심장의 내부

② 우심실(오른심실 : right ventricle)은 심장의 흉늑면의 대부분을 이루며 두께는 좌심실의 약1/3이고 용량은 약 85cc로 좌심실과 같다. 우심실은 우심방에서 받은 혈액을 폐동맥을 통하여 폐로 주입시켜 가스교환을 한다.

③ 좌심방(왼심방 : left atrium)은 심장의 상부배측에 좌측의 반을 차지하며 좌우폐와 접한다. 좌심방은 폐에서 돌아오는 동맥혈을 폐정맥을 통하여 받아들이고 수축기에 이첨판(二尖瓣 : bicuspid valve)을 통하여 좌심실로 보낸다.

④ 좌심실(왼심실 : left ventricle)은 심장의 좌하후부에 있으며 우심실보다 길고 단독으로 삼첨을 이룬다. 좌심실의 횡단면은 원형이고 벽의 두께는 우심실의 3배이다. 좌심실은 좌심방에서 들어온 동맥혈을 대동맥이 나가는 대동맥구의 대동맥판을 통하여 전신으로 보낸다.

3) 심장의 혈관

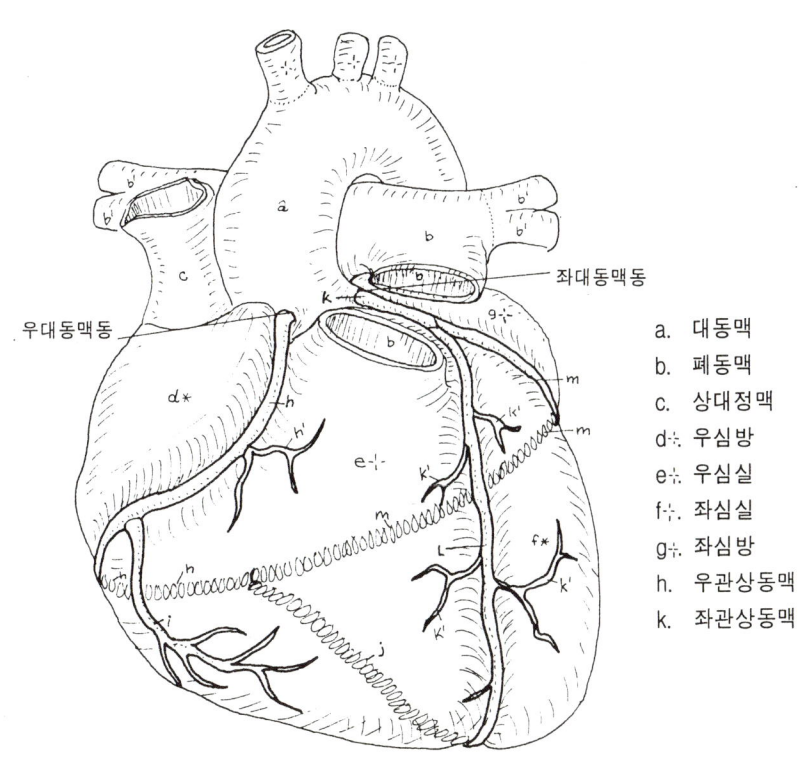

〔그림 74〕 관상동맥(전면)

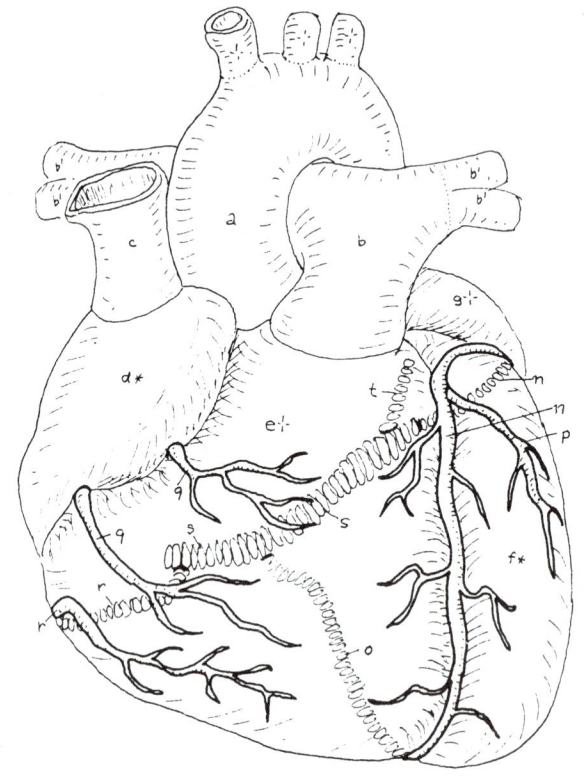

a. 대동맥
e. 사정맥
n. 대심장정맥
o. 중심장정맥
q. 전심장정맥
r. 소심장정맥
t. 좌심방사정맥

〔그림 75〕 심장정맥(전면)

① 심장의 동맥에는 좌관상동맥(왼심장동맥 : left coronary artery)과 우관상동맥(오른심장동맥 : right coronary artery)이 있고
② 정맥에는 대심장정맥(큰심장정맥 : great cardiac vein), 소심장정맥(작은심장정맥 : small cardiac vein), 중심장전맥(중간심장정맥 : middle caridac vein), 전심장정맥(앞심장정맥 : anterior cardiac vein), 좌심방사정맥(왼심방빗정맥 : oblique vein of left atrium)이 있다.

4) 심방의 자극전도계

우심방의 상대정맥이 들어오는 부위에 동방결절(동굴심방결절 : sinoartrial

node)이 있는데, 여기서 1분간 정상인은 70회 흥분한다(1일 100,800회). 이때 흥분은 심방으로 전달되어 심장벽을 수축시킨다.

우심방과 우심실의 사이에는 방실결절(artrioventricular node)이 있는데 동방결절에서 시작한 흥분은 방실결절로 전달된다. 방실결절로 부터는 방실섬유를 거쳐 퍼킨스 섬유로 전달된다.

동방결절에서 흥분이 발생하면 방실결절→방실섬유속→퍼킨스섬유로 전달되어 심실근이 수축한다. 이런 절차를 심장의 자극 전도계라 한다.

심실이 수축할 때에는 좌우의 방과 실 사이에 판이 동시에 닫힌다. 이때 폐동맥과 대동맥의 판은 열리어 혈액이 수축되어 나간다. 이 시기를 심실수축기(心室收縮期 : systole)라 한다. 심실에서 혈액이 나오게 되면 좌우심실 속의 압력은 상승한다. 한편 폐동맥과 대동맥 속의 압력은 높기 때문에 압력의 차이로 폐동맥판과 대동맥판은 닫힌다. 그러므로 좌우의 심실은 이완한다. 이 시기를 심실의 이완기(弛緩期 : diastole)라 하는데, 이때는 혈액이 심방에서 심실로 들어온다. 건강한 성인은 1분간에 약 다섯 번을 박출하게 된다. 이렇게 1분간에 박출된 혈액량을 심박출량(cardiac out put)이라 하며 이를 1분간의 심박수(heart rate)로 나누어 1회 박출량(stroke volum)을 구할 수 있다.

2. 전신의 혈관(blood vessel)

혈관의 구조는 내막(속막 : tunica intima), 중막(중간막 : tunica media), 외막(바깥층 : tunica externa)의 3층으로 되어 있으며, 동맥은 탄력성이 풍부한 반면 정맥은 탄력성이 없으나 판이 있어서 혈류중력에 의하여 거슬러 올라간다. 체내에서 흡수된 영양소나 산소는 혈액을 통하여 조직에 옮겨지고, 반대로 CO_2와 노폐물은 체외로 배출이 된다.

동맥(動脈 : artery)은 심장에서 나오는 혈관으로 선홍색의 혈액이 흐르며, 정맥(靜脈 : vein)은 심장으로 들어가는 혈관으로 암적색의 피가 흐른다. 그러나 폐동맥혈과 폐정맥혈의 경우는 그 반대이다. 직경이 3cm정도인 대동맥은 좌심실에서 시작하여 점차 가지로 뻗어가며 가늘어져 동맥→세동맥이 되었다가 말초조직에 도착하여 모세관(capillary)으로 되었다가 정맥→대정맥(vena cava)이 되어 심장으로 돌아간다.

동맥에는 심장의 우심실에서 시작되어 나가는 폐동맥(肺動脈 : pulmonary artery)과 좌심실에서 나가는 대동맥(大動脈 : arota)의 두 가지가 있다.

폐동맥은 심장을 나온 뒤에 곧 둘로 갈려 각각 좌우 폐문(肺門 : pulmonary hilus)에 그친다. 여기에서 가스교환이 된 혈액은 정맥을 따라 폐문을 나와 폐정맥을 따라 좌심방으로 들어오게 된다. 이 과정을 폐순환(肺循環) 또는 소순환이라 하고 폐동맥내의 혈액은 CO_2가 많으므로 암적색이고 폐정맥의 혈액은 O_2가 많아 선홍색이다.

1) 두경부 동맥과 정맥

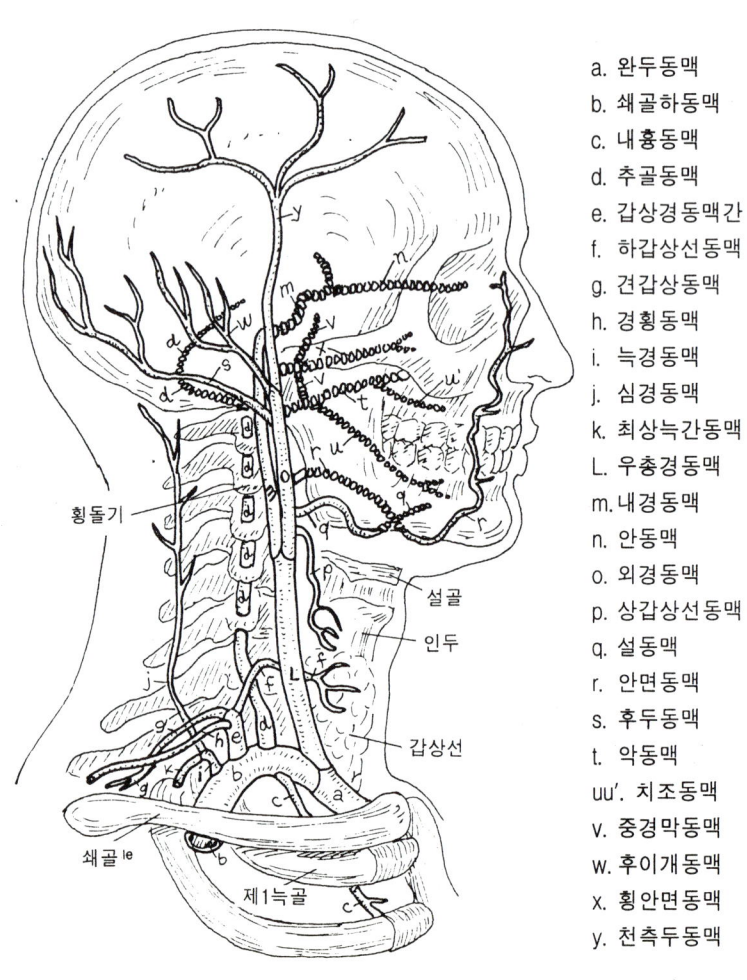

a. 완두동맥
b. 쇄골하동맥
c. 내흉동맥
d. 추골동맥
e. 갑상경동맥간
f. 하갑상선동맥
g. 견갑상동맥
h. 경횡동맥
i. 늑경동맥
j. 심경동맥
k. 최상늑간동맥
L. 우충경동맥
m. 내경동맥
n. 안동맥
o. 외경동맥
p. 상갑상선동맥
q. 설동맥
r. 안면동맥
s. 후두동맥
t. 악동맥
uu'. 치조동맥
v. 중경막동맥
w. 후이개동맥
x. 횡안면동맥
y. 천측두동맥

〔그림 76〕 두경동맥

(1) 목에서 머리로 향하는 동맥은 좌우 한쌍의 총경동맥(온목동맥 : common carotid a.)과 추골동맥(脊椎動脈 : vertebral a.)이다.

① 총경동맥 중 좌경총동맥(left common carotid a.)은 대동맥궁에서 분지하고 우경총동맥(right common carotid a.)은 무명동맥(無名動脈 : inominate a.)에서 갈라진다. 좌우의 총경동맥은 기관지와 식도를 따라 목의 좌우를 수직으로 올라가 갑상연골 높이에서 외경동맥(바깥목동맥 : extenal

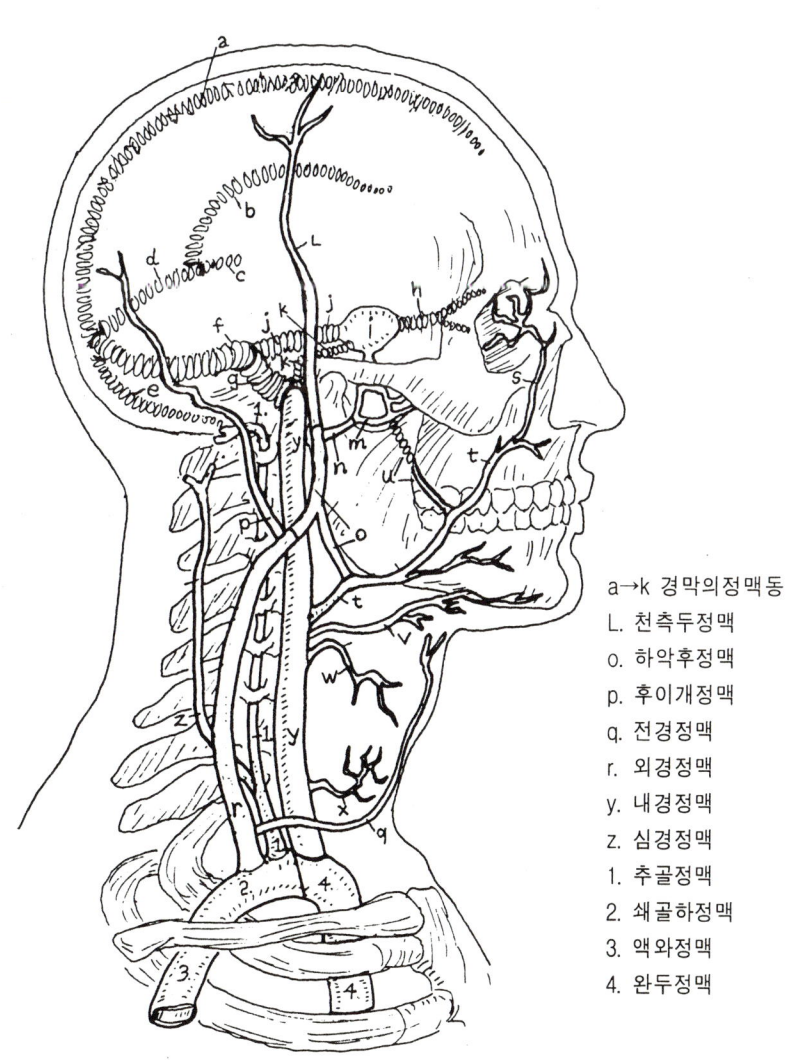

a→k 경막의정맥동
L. 천측두정맥
o. 하악후정맥
p. 후이개정맥
q. 전경정맥
r. 외경정맥
y. 내경정맥
z. 심경정맥
1. 추골정맥
2. 쇄골하정맥
3. 액와정맥
4. 완두정맥

〔그림 77〕 두경정맥

carotid a.)과 내경동맥(속목동맥 : internal carotid a.)으로 나누어지는데, 외경동맥은 안면동맥(얼굴동맥 : facial a.), 중뇌막동맥(중간뇌막동맥 : middle meningeal a.)으로 분지한다.

② 척추동맥은 쇄골하동맥(빗장밑동맥 : subcravian a.)에서 분지한 것으로 각 경추의 횡돌기공을 통하여 머리로 올라가 합류하여 뇌저동맥을 만들고 다시 분지하여 후대뇌동맥(두대뇌동맥 : posterior cerebral a.)이 되어 내경동맥의 분지인 전중대뇌동맥과 더불어 뇌저에서 일련의 circle을 이루어 그 중 하나의 동맥의 순환장애가 생기더라도 서로 교환할 수 있는 측동맥관(collateral vessel) 역할을 하는데 이 동맥들의 연결을 윌리스 환(대뇌동맥고리 : Willis circle)이라 한다.

(2) 두경부의 정맥(vein)은 내경정맥(속목정맥 : internal jugular v.)과 외경정맥(external jugular v.)을 경유하여 되돌아온다. 내경정맥은 머리와 얼굴의 혈액을 받는다. 얼굴의 대부분은 외경정맥으로 들어온다. 이들은 완두정맥(팔머리정맥)을 거쳐 상대정맥(위대정맥 : superior vena cava)을 통해 우심방으로 들어간다.

2) 상지의 동맥과 정맥

(1) 상지의 동맥은 쇄골하동맥(빗장밑동맥 : subcravian a.)과 대동맥궁(대동맥활 : arotic arch)에서 시작하여 액와(腋窩)에서 액와동맥(겨드랑동맥 : axillary a.)→상완동맥(위팔동맥 : brachial a.)이 되고 주관절에 이르러 내측의 척골동맥(자동맥 : ulnar a.)과 외측의 요골동맥(노동맥 : radial a.)을 이룬다.

손목을 지나 손가락에는 장측지동맥(손가락동맥 : palmar digital a.)들이 퍼진다.

(2) 상지의 정맥은 배측지정맥(dorsal digital v.)에서 시작하여 요측피정맥(노쪽피부정맥 : cephalic v.)과 척측피정맥(자쪽피부정맥 : basilic v.), 전완정중피정맥(정중아래팔정맥 : median v. of forearm)과 주정중피정맥(팔꿈치정중아래팔정맥 : median cubital v.)을 거쳐 상완정맥(위팔정맥 : brachial v.)과 액와정맥(겨드랑정맥 : axillary v.)을 거쳐 완두정맥(팔머리정맥 : brachiocephalic v.)과 상대정맥(위대정맥 : superior vena cava)을 지나 우심방으로 들어간다. 정맥주사를 맞거나 채혈할 때에는 정중피정맥을 이용한다.

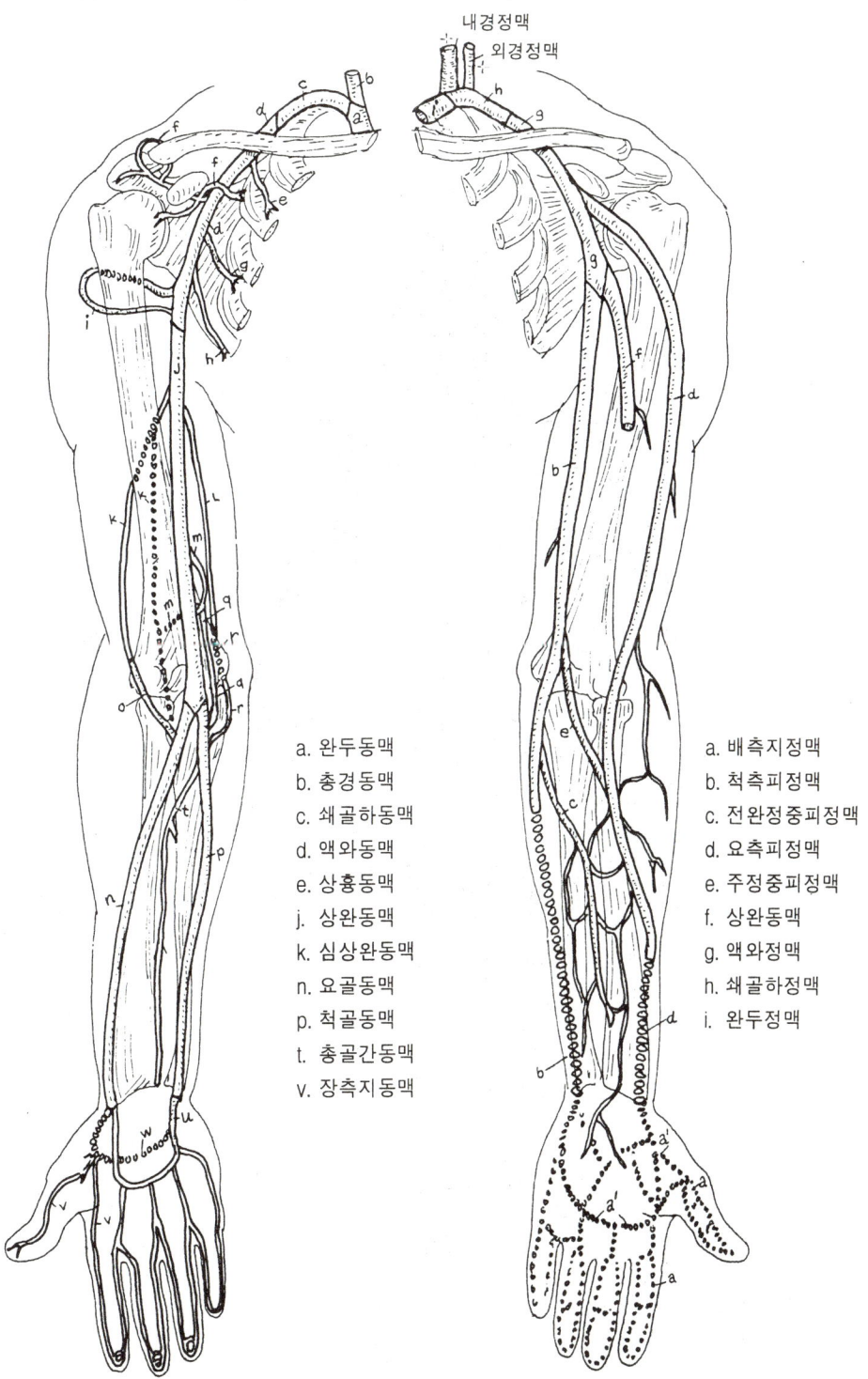

〔그림 78〕 상지의 동맥(左)과 정맥(右)

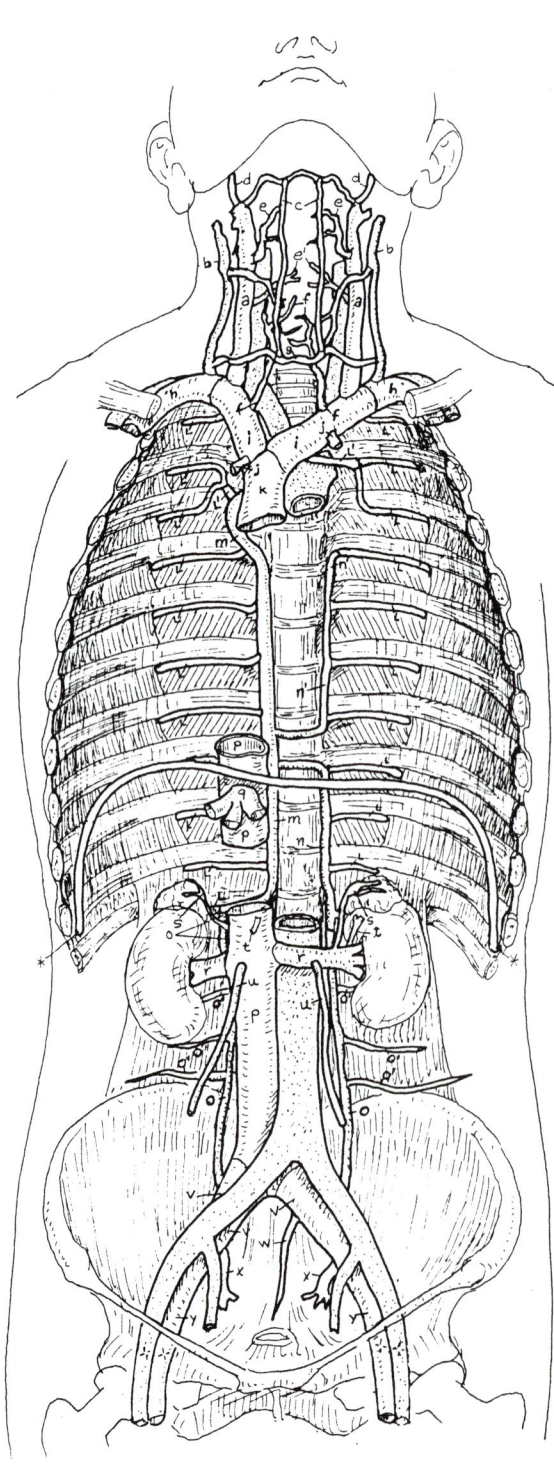

a. 내경정맥
b. 외경정맥
c. 전경정맥
d. 안면정맥
e.f. 갑상정맥
i. 완두정맥
j. 내흉정맥
k. 상대정맥
L.L' 늑간정맥
m. 기정맥
n. 반기정맥
n' 부반기정맥
o.o' 요정맥
p. 하대정맥
q. 간정맥
r. 신정맥
s. 부신정맥
v. 총장골동맥
w. 선골정맥
x. 내장골정맥
y. 외장골정맥

〔그림 79〕 흉부와 복부의 정맥

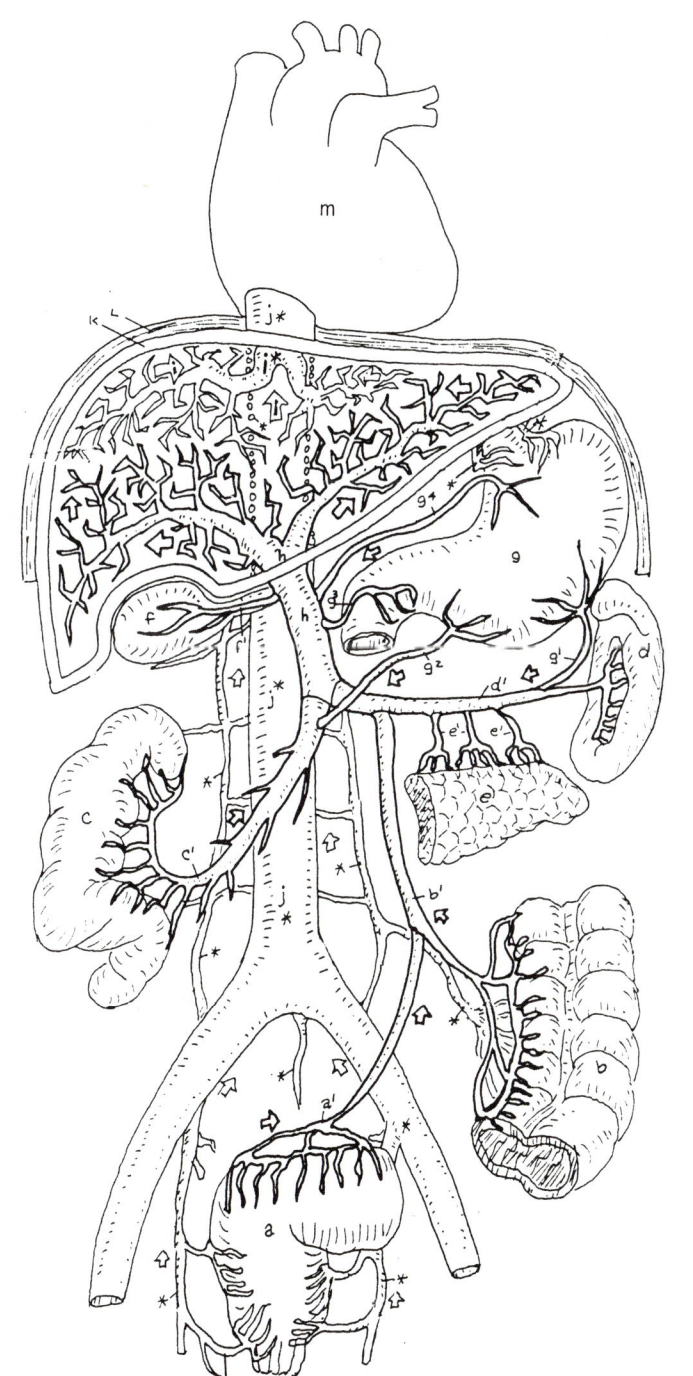

m. 심장
L. 횡격막
k. 간
j. 하대정맥
i. 간정맥
h. 문맥
g. 위
g¹g² 위대방정맥
d.d' 비장.비장정맥
e.e' 췌장.췌정맥
c.c' 소장.상장간막정맥
b.b' 대장.하장간막정맥
a.a' 직장.상직장정맥

〔그림 80〕 간 문맥

3) 흉부와 복부의 혈관

(1) 대퇴정맥(넙다리정맥 : femoral v.)을 지나면 내·외 장골정맥(속·바깥엉덩정맥 : internal external iliac v.)이 모여 총장골정맥(온엉덩정맥 : common iliac v.)이 되고, 요정맥(허리정맥 : lumbar v.)이 간정맥(hepatic v.)에 이어지고, 여러 정맥들과 합쳐 하대정맥(아래대정맥 : inferior vena cava)이 되어 우심방으로 들어간다. 신정맥(콩팥정맥 : renal v.)이나 부신정맥(suprarenal v.), 간정맥(hepatic v.)은 하대동맥으로 유입된다. 위 장관으로부터의 혈액은 문맥(portal v.)을 통해 간으로 흐른다.

(2) 상대정맥(위대정맥 : superior vena cava)은 가슴 위쪽의 혈액을 받는다. 제1흉추의 높이에 있는 완두정맥(팔머리정맥 : brachiocephalic v.)이 합쳐져 상대정맥에 이른다. 또한 상대정맥은 기정맥(agzygos v.)과 반기정맥(hemiazygos v.) 및 부반기정맥(accessory hemiazygos v.)의 혈액을 받는다. 기정맥은 요정맥이 상승하면서 형성되며 정맥판이 있어 혈액의 흐름을 돕는다.

(3) 문맥(portal vein)

위, 장, 비장, 췌장 등에서 온 정맥혈은 문맥이라는 하나의 정맥으로 합류하여 간으로 들어간다. 이 정맥은 간에서 다시 모세혈관으로 분리된 후 합류함으로써 간정맥(hepatic vein)을 형성하여 하대정맥(ingerior vena cava)으로 유입된다.

소화관 벽의 모세혈관에서 흡수된 영양분과 췌장에서 배출된 insulin을 간으로 보낸다.

간경변이나 간종양에서 문맥이 압박되어 하대정맥으로의 유입이 어려워지게 되면 혈관이 확장되고 복수(腹水 : ascites)가 누출되어 배가 부르게 된다.

4) 골반과 하지의 혈관

골반과 하지의 정맥은 발등 전면은 족배정맥궁(발등정맥활 : dorsal venus arch)에서 대복재정맥(큰두렁정맥 : great saphenous)이 되어 대퇴의 안쪽을 따라 대퇴정맥(접다리정맥 : femoral vein)에 이르고, 전경골정맥(앞정강정맥 : anterior tibial v.)은 족저정맥궁(발바닥정맥활 : plantar venus arch)에서 시작하여 올라온 후경골정맥(posterior tibial v.)과 합쳐지고, 또 한 개의 소복재정맥(작은두렁정맥 : small saphenous)과 함께 슬와정맥(오금정맥 : popliteal v.) → 대퇴정맥이 되어, 대복재정맥과 합쳐 외장골정맥(바깥엉덩정맥 : external iliac v.) → 총장골정맥(온엉덩정맥 : common iliac v.) → 하대정맥(아래대정맥 : inferior vena cava)으로 이어진다.

골반과 하지의 동맥은 복대동맥(배대동맥 : abdominal arota)을 거쳐, 총장골동맥(온엉덩동맥 : common iliac a.)에서 연속된 대퇴동맥(넙다리동맥 : femoral a.)에서 시작되는데, 이 동맥은 서혜인대 중앙부 밑을 지나 대퇴전면에서 깊이 아래로 내려와 슬와동맥(오금동맥 : popliteal a.)이 되고 무릎 위를 지나 전경골동맥(앞정강동맥 : anterior tibial a.)에서 다시 경비골 사이를 뚫고 앞으로 나와 내려가서 족배동맥(발등동맥 : dorsalis pedis a.)에 이어지고, 후경골동맥(뒤정강동맥 : posterior tibial a.)은 다리의 내측을, 비골동맥(종아리동맥 : fibular a.)은 다리의 외측으로 각각 내려간다. 후경골동맥은 족저동맥(발바닥동맥 : plantar a.)으로 이어진다.

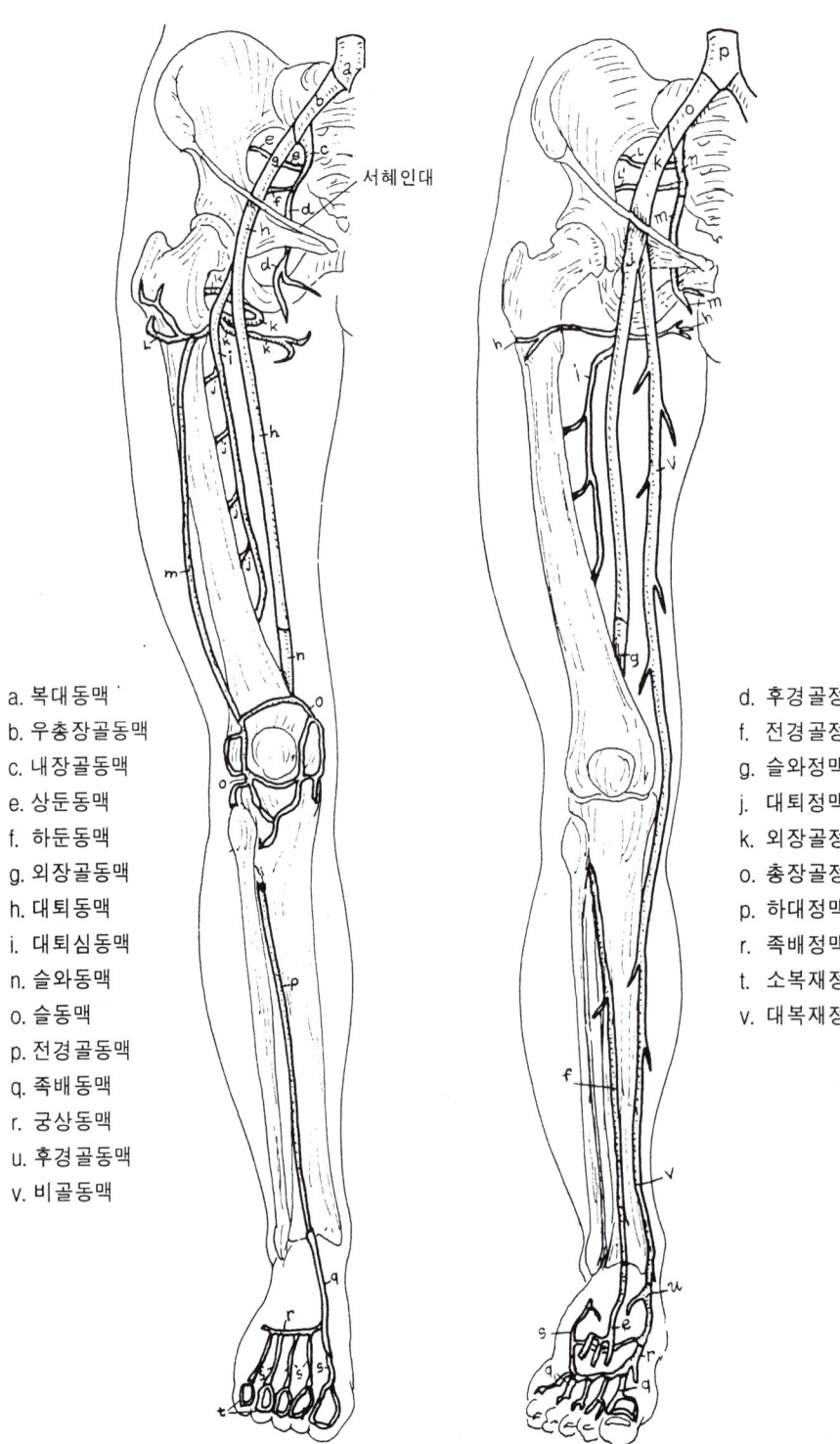

서혜인대

a. 복대동맥
b. 우총장골동맥
c. 내장골동맥
e. 상둔동맥
f. 하둔동맥
g. 외장골동맥
h. 대퇴동맥
i. 대퇴심동맥
n. 슬와동맥
o. 슬동맥
p. 전경골동맥
q. 족배동맥
r. 궁상동맥
u. 후경골동맥
v. 비골동맥

d. 후경골정맥
f. 전경골정맥
g. 슬와정맥
j. 대퇴정맥
k. 외장골정맥
o. 총장골정맥
p. 하대정맥
r. 족배정맥궁
t. 소복재정맥
v. 대복재정맥

〔그림 81〕 하지의 동맥

제6장 순환기계 **145**

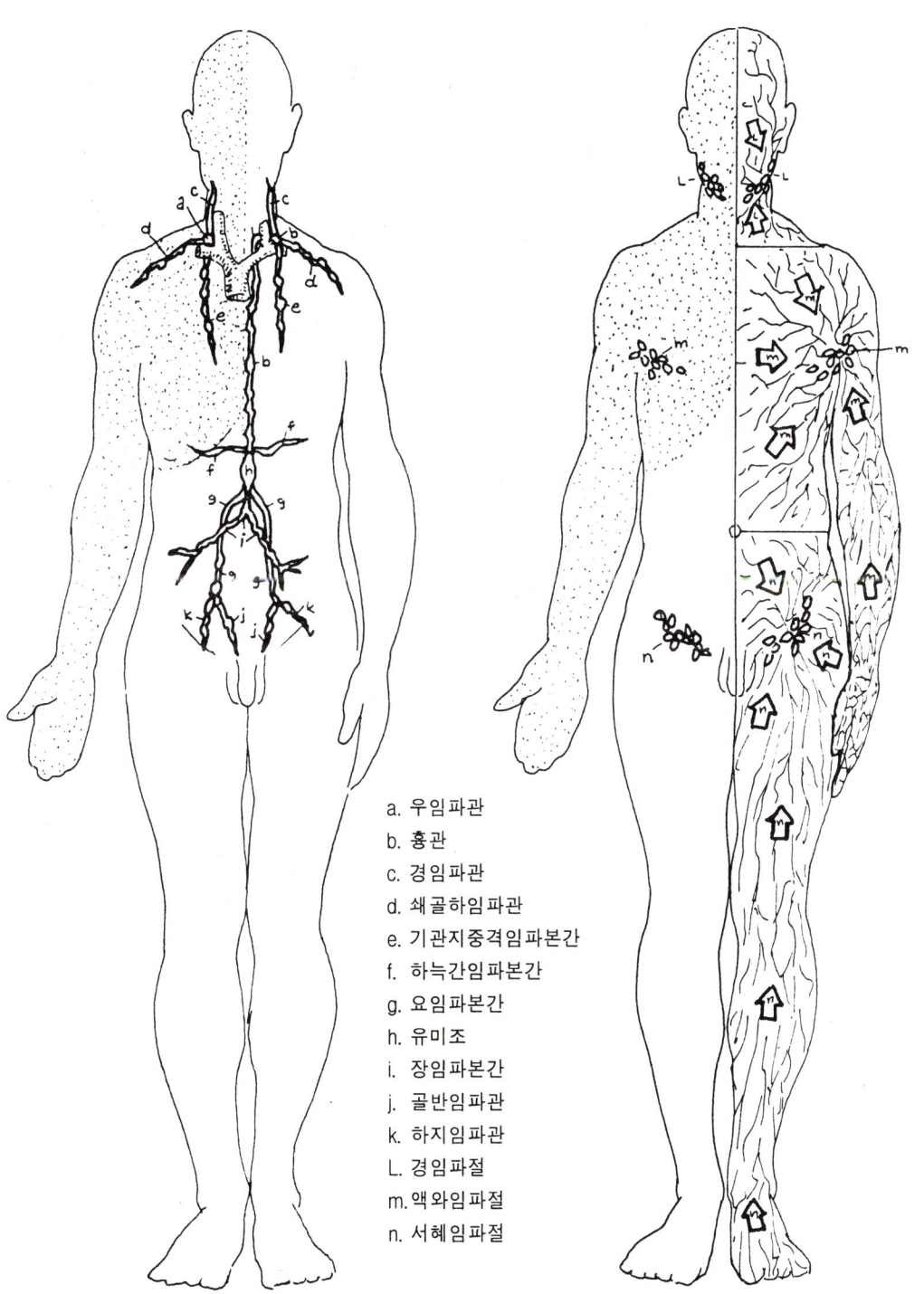

a. 우임파관
b. 흉관
c. 경임파관
d. 쇄골하임파관
e. 기관지중격임파본간
f. 하늑간임파본간
g. 요임파본간
h. 유미조
i. 장임파본간
j. 골반임파관
k. 하지임파관
L. 경임파절
m. 액와임파절
n. 서혜임파절

〔그림 82〕 임파관

5) 임파계(淋巴系 : lymphatic system)

보통의 혈관은 폐쇄된 일련의 관으로 되어 있지만 모세혈관(毛細血管 : capillary)은 혈액의 액체성분이 조직 속으로 스며 들어오는데 이를 조직액(組織液 : tissue fluid)이라 하며, 이 조직액의 일부는 정맥에 재흡수되지만 나머지는 임파계라는 독자적인 맥관계로 흘러 들어간다. 임파계는 모세임파관(capillary lymphatic vessel)에서 시작하여 차차 합류하여 임파관(lymphatic vessel)이 되고 최종적으로 정맥(vein)에 유입된다.

임파관을 흐르는 액체를 임파(lymph)라 하고 임파관에는 여과장치인 임파절(淋巴節 : lymph node)이 곳곳에 존재하며 임파동의 세망세포에 의하여 임파와 같이 세균이나 이물을 제거한다. 정맥과 같은 방향으로 흐르는 임파는 자극을 받으면 그 흐름이 빨라지게 된다.

인체에 퍼져 있는 중요한 임파관 및 임파절로는 ① 안면 두부에 심경임파절이 있고 ② 상지에는 주임파절, 액와임파절이 있으며 ③ 하지에는 슬와임파관, 서혜임파절이 있고 ④ 복강에는 요임파절, 장간막임파절과 복강임파절이 있다.

특히 요임파본간과 장임파본간의 임파는 합하여 흉관(thoracic duct)에 합류한 후 쇄골하정맥으로 유입된다. 요 및 장임파분간이 합류하는 흉관의 기시부는 팽대한 유미조(chyle cistern)로 이루어졌고 이 안에는 소화관에서 흡수된 지방이 섞인 백색의 혼탄액인 유미즙(cdhyle juice)이 들어 있다.

또한 임파절 이외의 임파조직으로는 ① 임파조직으로 구성된 구형의 덩어리인 임파절(lymphatic nodules)로서 소화관, 기도와 비뇨생식기의 점막이나 편도에 있으며 ② 흉강상부 흉골 직후방에 위치하여 심낭에 접하고 있는 흉선(胸線 : thymus)이 있고 ③ 비장(脾臟 : spleen)이 있다.

비장(지라 : spleen → 그림 86 참조)은 복강의 좌상부, 위의 좌후방에 있고 횡격막에 접하고 있으며 길이 10cm, 너비 6cm, 두께가 3cm 정도이고 무게는 170g 정도이다. 비장내에는 임파조직이 있어 세균이나 이물을 섭취하고 수명이 끝난 적혈구를 파괴시켜 hemogrobin, bilirubin이나 ferritin으로 분해하여 혈액으로 방출한다. 또한 이 안에는 혈액을 다량 저장하고 있어 순환혈류량을 조절한다

3. 혈액의 순환

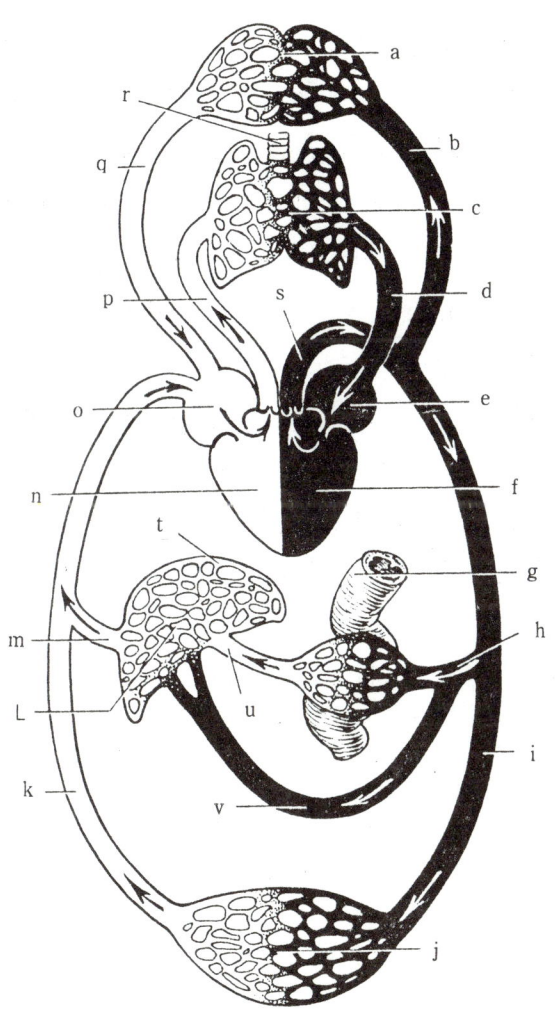

a. 모세혈관　　b. 신체상부로 가는 동맥　　c. 폐
d. 폐정맥　　　e. 좌심방　　f. 좌심실　　g. 소화관
h. 간과 소화관으로 가는 동맥　i. 신체의 하부로 가는 동맥
j. 모세혈관　　k. 신체 하부에서 오는 정맥　L. 간의 동양혈관 (sinusoids)
m. 간정맥　　　n. 우심실　　o. 우심방　　p. 폐동맥
q. 신체 상부에서 오는 정맥　　r. 기관　　s. 대동맥
t. 간　　　　　u. 문맥　　　v. 간동맥

〔그림 83〕　폐순환과 체순환 모형도

혈액의 순환에는 폐순환과 체순환으로 나눈다.

① 폐순환(허파순환 : pulmonary circulation)은 우심방으로 들어온 정맥혈이 우심실을 통해 폐동맥으로 밀려 나간다. 폐동맥은 좌우로 나뉘어 기관과 함께 폐로 들어가 폐포의 모세혈관에서 가스교환이 일어나, 동맥혈이 되어 폐를 나와 폐정맥이 되어 좌심방으로 돌아간다.

② 체순환(몸순환 : systemic circulation)은 좌심실에서 나온 대동맥이 좌우의 관상동맥을 분지하고 상행대동맥이 된 다음 좌후방으로 향하는 대동맥궁(aortic arch)이 된다. 이곳에서 완두동맥(brachiocephalic trunk), 좌총경동맥(left common carotid artery) 및 좌쇄골하동맥(left subclavian artery)이 분지되고 척주를 따라 하향한다.

흉대동맥에서 횡경막을 뚫고 복강을 지나는 것이 복대동맥이다.

복대동맥은 제4요추 높이에서 좌우의 총장골동맥과 이분지 사이에서 뻗어나온 정중선골동맥(median sacral artery)이 되어 그친다. 여기에서 하지로 내려가 말초의 모세혈관을 통해 상행하여 정맥혈이 되어 다시 우심실에 들어오기까지의 과정이다.

혈관이 차지하는 혈액의 양은 약 95%이고 나머지는 폐순환이 이루어지는 혈관에 있다.

제7장

소화기계
(消化器系 : digestive system)

 소화기는 입을 통하여 섭취(ingestion)한 음식물을 씹어서 소화액과 소화효소에 의하여 소화(digestion)하고, 소화관 벽을 통하여 혈액과 임파 속으로 흡수(absorption)하여 온몸에 보낸다. 음식물 중 흡수되지 못한 것들은 항문(anus)을 통하여 배설(egestion)된다.
 소화관(alimentary canal)은 9m 정도의 관(管 : canal)으로서 입, 인두, 식도, 위, 소장, 대장과 항문으로 되어 있으며, 소화선(消化腺 : alimentary grand)으로서 타액선과 간장, 췌장 등이 있다.

1. 입(mouth)

 입은 전정과 구강으로 나누어 지며, 인두와 연결된다.
 입안에 있는 여러 가지 타액선(唾液腺 : salivary gland)에서는 타액(saliva)을 분비하여 음식물을 저작하고 맛을 느낄 수 있도록 용해하며, 음식물을 삼킬 수 있도록 부드럽게 하며 타액은 탄수화물 소화에 관여한다.

2. 인두(咽頭 : pharynx)

 인두는 소화와 호흡에 작용하는 장기로서 위로는 비강, 앞으로는 구강, 아래로는 식도 및 후두와 접해 있다.
 여기에는 구강, 혀, 인두를 잇는 편도환(tonsillar ring)으로 된 임파소절의 집합체가 있어, 임파구를 생산하고 감염(infection)에 대한 방어기능도 하고 있다.

3. 식도(食道 : esophagus)

식도는 인두후부와 위를 연결하는 23cm 정도의 관상기관이다. 식도는 제6경추에서 시작하여 제1흉추 높이에서 횡격막을 뚫고 복강에 이르러 위에 연결된다. 음식물이 식도로 내려가는 것은 그의 연동운동(蠕動運動 : peristalsis movement)에 의한다.

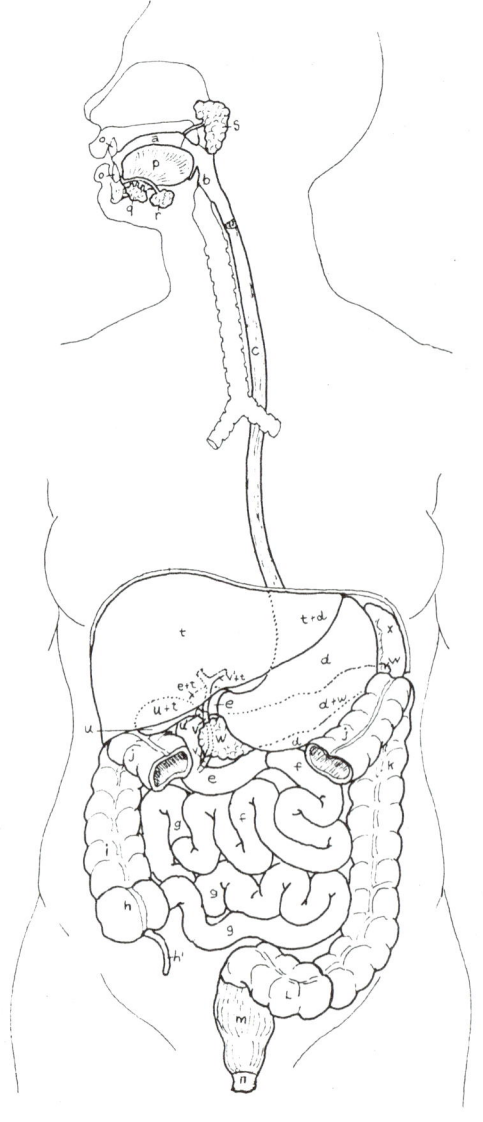

a. 구강
b. 인두
c. 식도
d. 위
e. 십이지장
f. 공장
g. 회장
h. 맹장
h¹. 충수
i. 상행결장
   (오름주름창자)
j. 횡행결장
   (가로주름창자)
k. 하행결장
   (내림주름창자)
L. S상결장
   (S상주름창자)
m. 직장 (곧창자)
n. 항문

〔그림 84〕 소화기의 전면

4. 위(胃 : stomach)

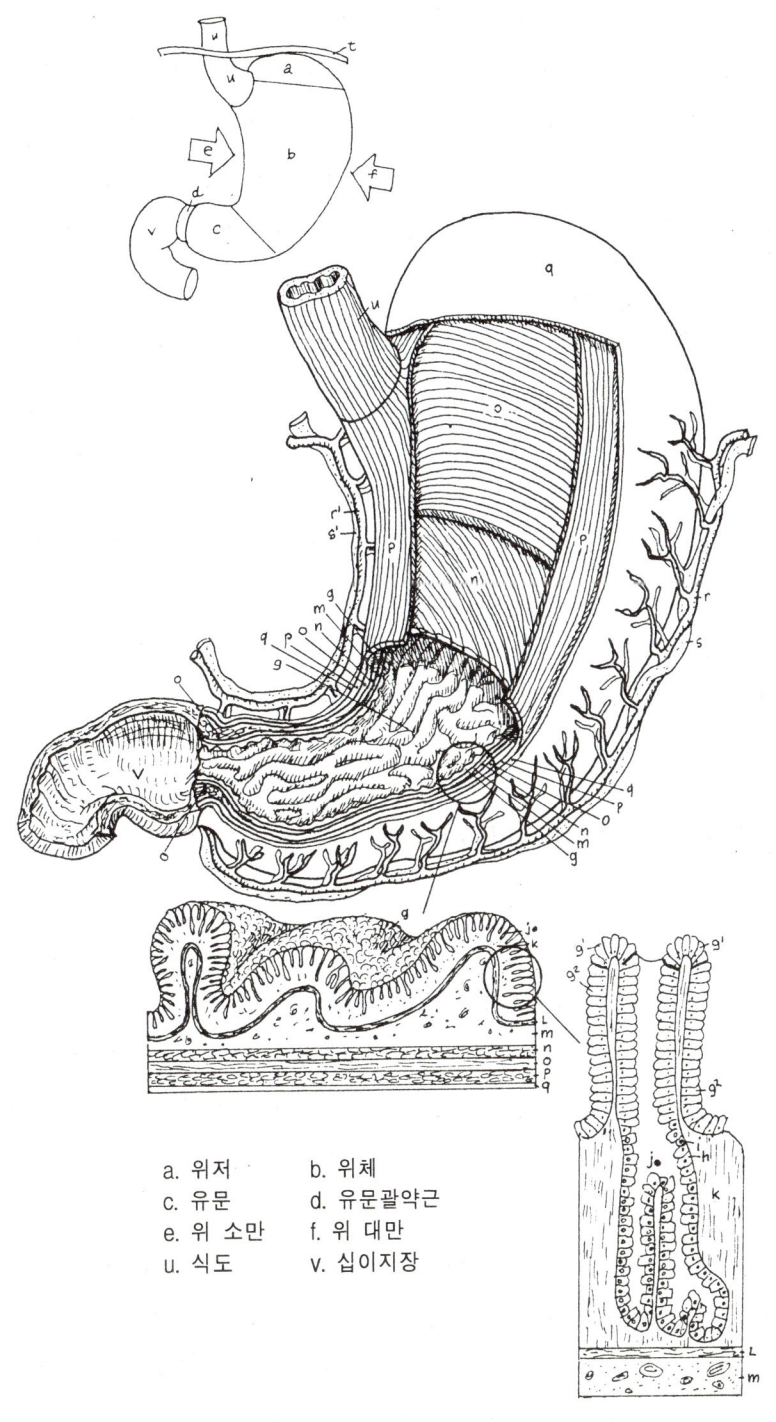

a. 위저　　b. 위체
c. 유문　　d. 유문괄약근
e. 위 소만　f. 위 대만
u. 식도　　v. 십이지장

〔그림 85〕 위

① 위는 분문(噴門 : cardia)에서 식도와 연결되고 위를 지나 제1요추 높이에서 유문(幽門 : pylorus)이 되어 12지장으로 연결이 된다. 윗쪽 만곡부분을 소만(小彎 : lesser curvature)이라 하고 아랫쪽의 만곡부분을 대만(greater curvature)이라 한다. 또한 윗쪽을 위저(胃底 : fundus), 가운데를 위체(body), 오른쪽을 유문부(pylorus)라 한다. 특히 유문부 끝에 는 유문괄약근(幽門括約筋 : pyloric sphincter)이 있어 위안에 있는 내용물의 통과를 조절하고 있다.

② 위에서는 점액, 염산(HCL)이라든가 pepsin과 lipase 등의 소화효소와 여러가지 위액(gastric juice)을 분비한다.

③ 위의 흡수작용(吸收作用)
입안에서 저작(咀嚼 : mastication)된 음식물이 위에 들어와 차게 되면, 위의 연동운동(蠕動運動 : peristalsis movement)에 의하여 위액과 섞어 미즙(chyme)을 만들어 조금씩 십이지장(十二指腸 : duodenum)으로 보낸다. 위에서의 소화는 되지만 흡수는 되지 않으나 alchol만은 흡수가 잘 된다.

5. 소장(小腸 : small intestine)

① 소장은 30cm 정도의 십이지장(十二指腸 : duodenum)과 약 2.2m의 공장(空腸 : jejunum) 및 3~4m의 회장(回腸 : ileac)으로 구분되며 십이지장은 후복벽 속에 묻혀 있고 유문에서 10cm정도 아래에 십이지장유두(duodenal papilla)가 있어 이곳에 총담관과 췌관이 합쳐진다. 공장과 회장은 복막으로 싸여 있다.

② 소장에서는 위에서 넘어온 미즙에 간에서 생산된 담즙(bile juice)과 췌장에서 분비된 췌액(pancreatic juice)이 첨가되어 소화되며 연동에 의하여 소장을 지나는 동안 흡수된다. 즉 넓게 퍼진 융모(villi)에 의하여 단백질, 탄수화물, 지질의 흡수는 물론 200~400㎖/h의 수분을 흡수한다.

6. 대장(大腸 : large intestine)

① 대장은 회장에서 이어진 맹장(盲腸 : cecum), 결장(結腸 : colon), 직장(直腸 : rectum)의 3부분으로 나눈다. 결장은 약 1.4m로 상행결장(ascending colon), 횡행결장(tranverse colon), 하행결장(descending colon) 및 S상 결장(sigmoid colon)의 네 부분으로 나눈다.

② 대장의 기능은 소장으로부터 넘어온 음식물 찌꺼기에서 수분을 흡수하여 반고체형인 분변(feces)을 만들어 일정기간 축적하였다가 배변시킨다.

7. 간(肝 : liver)

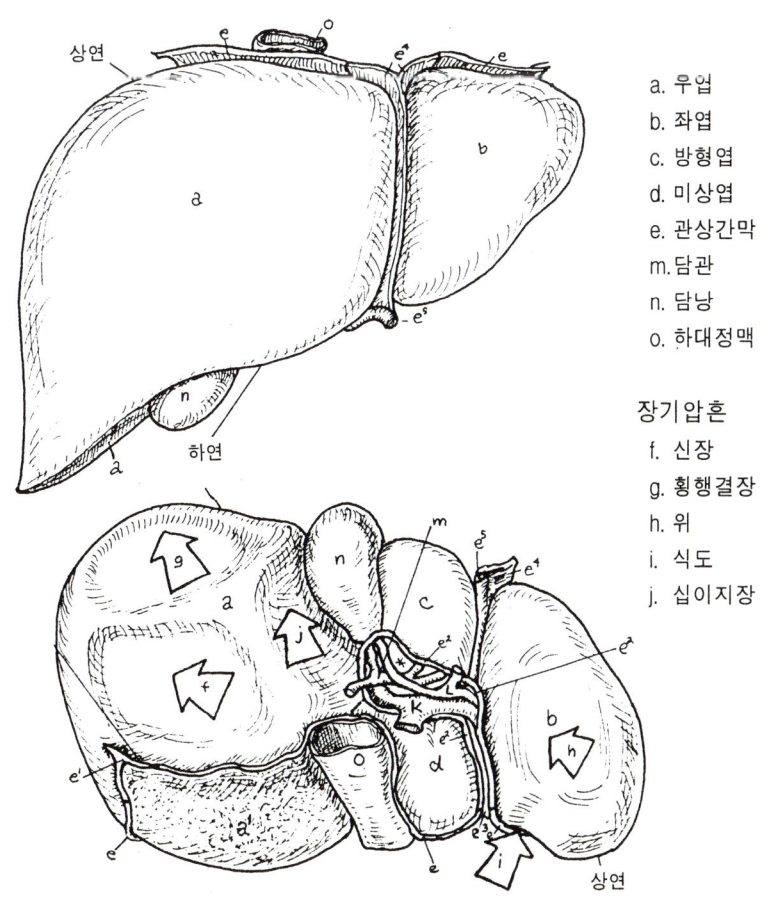

a. 우엽
b. 좌엽
c. 방형엽
d. 미상엽
e. 관상간막
m. 담관
n. 담낭
o. 하대정맥

장기압흔
f. 신장
g. 횡행결장
h. 위
i. 식도
j. 십이지장

〔그림 86〕 간의 전면과 하면

1) 간의 구조

① 간은 횡격막 바로 밑 우측에 위치해 있으며 그 무게는 약1.5kg 정도이다.
② 간은 크게 좌엽(left love)과 우엽(right love)으로 나누어 지며 이들 두엽 사이에 방형엽(quadratus), 미상엽(caudate love)이 있다.
③ 하면 중앙 방형엽과 미상엽 사이에는 간문(肝門 : porta)이 있어 간동맥(hepatic artery)과 신경이 지나며, 간에서 나오는 간관(肝管 : hepatic duct)과 임파관이 통한다.
④ 간의 장측면에서 방형엽과 우엽사이에는 담낭(膽囊 : gall bladder)이 접하고 있다.

2) 간의 기능

① 담즙(膽汁 : bile)의 분비 : 담즙은 지방(脂肪 : fat)의 소화에 중요한 작용을 한다. 간문→좌우간관→총간관(common hepatic duct) + 담낭관(cystic duct)→ 총담관(common bile duct)을 지나 십이지장으로 보낸다.
② 글리코겐의 변화 : 장에서 흡수되어 보내진 포도당을 glycogen으로 변화시켜 간세포 안에 저장한다.
③ 유해물질의 해독 : 장에서 흡수되어진 유독한 물질을 무독으로 바꾼다.
④ 요소, 요산의 생성 : 혈액 중의 단백질의 분해 산물인 암모니아를 요소나 요산으로 합성하여 신장(腎臟)에서 배출한다.
⑤ 적혈구의 처리 : 오래된 적혈구를 파괴하여 hemoglobin에서 bilirubin을 만든다.
⑥ 혈액성분의 생성 : 혈액응고에 필요한 heparin을 만들고 혈액의 단백질 성분인 albumin을 만들어 낸다.

8. 췌장(이자 : pancreas)

① 길이 15cm, 폭 5cm, 무게가 약 70~80g 정도의 기관으로 십이지장의 중간 좌측으로 위의 후방에 있다.

제7장 소화기계 **155**

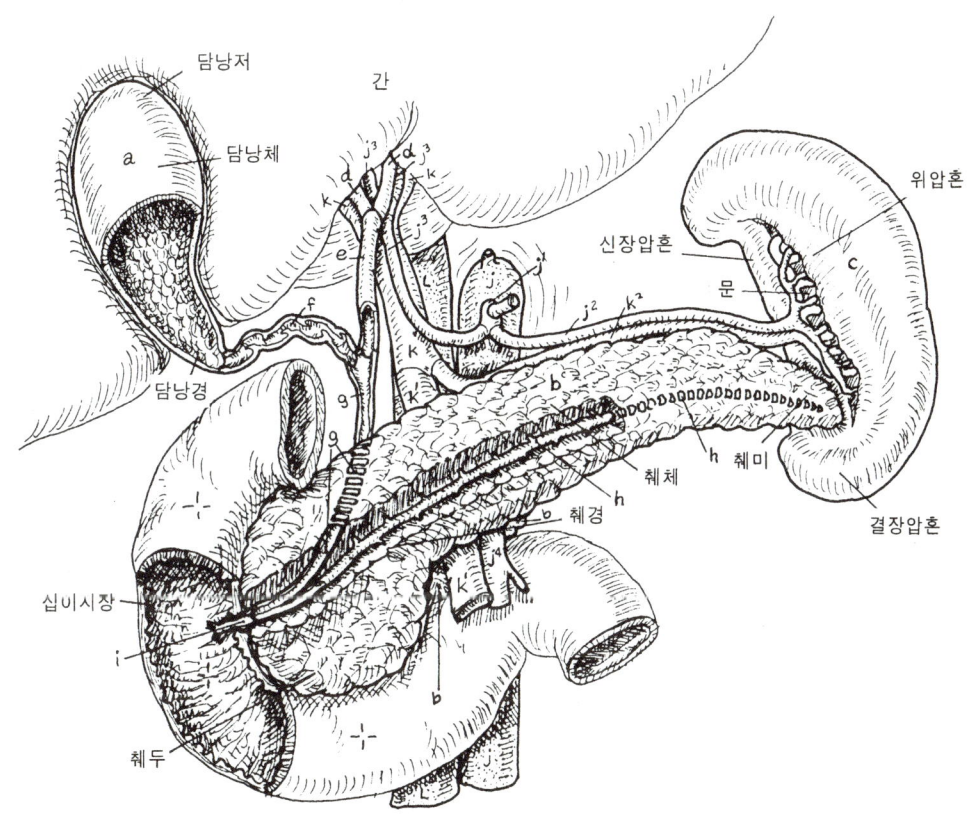

a. 담   b. 췌장   c. 비장   d. 좌우간관   e. 총간관
f. 담낭관   g. 총담관   h. 췌관   i. 췌관구   ː 십이지장
j. 복대동맥 j^3. 총간동맥 j^4. 상장간동맥 k. 문정맥 k^1. 하장간정맥
k^2. 비정맥 L. 하대정맥

〔그림 87〕 **췌 장**

② 췌액(pancreatic juice)인 insulin을 분비한다.

Langer hanse island에서 분비되는 insulin은 혈중의 포도당을 분해한다. insulin의 분비가 불충분하여 혈당의 분해가 안되면 혈당치가 높아지고, 뇨중으로 배설이 되며 당뇨병(糖尿病 : diabets)이 생긴다.

해부학용어

----가----

구 용 어	신 용 어	영 문	page
가성늑골	거짓갈비뼈(여덟-열두째)	false ribs(eight-twelfth)	47
가운데 손가락, 중지	가운데 손가락	middle[third] finger	21
가자미근	가자미근	soleus m	106
간엽	간엽	hepatic lobes	47
갑각	엉치뼈곶	promontory	39
갑상선	갑상샘[방패샘]	thyroid gland	58, 59, 63
갑상설골근	방패목뿔근	thyrohyoid m	76
거골	목말뼈	talus	58
거퇴관절(족관절)	발목관절	ankle joint	63
건	힘줄	tendon	30, 35, 67
건막	널힘줄	aponeurosis	82, 87, 158
건중심	중심널힘줄	central tendon	80
건초	힘줄집	tendon sheath	81
건획	나눔힘줄	tendious intersection	47
검상돌기	칼돌기	xiphoid process	47, 48, 80
견갑거근	어깨올림근	levator scapulae m.	48, 49, 51
견갑골	어깨뼈[견갑골]	scapula	69, 78
견갑극	어깨뼈가시	spine of sacapula	22, 49, 69
견갑설골근	어깨목뿔근	omohyoid m.	76
견갑하근	어깨밑근	subscapularis m.	49, 51, 83
견관절	어깨관절	shoulder joint	38, 51, 59
견봉	어깨뼈봉우리	acriomion	49, 69
견봉단	봉우리끝	acromial end	49, 86
견봉쇄골관절	어깨봉우리빗장관절	acromioclavicular joint	49

견(봉)쇄(골)인대	어깨봉우리빗장인대	acromioclavicular ligament	59
결절	결절	tubercle	22, 49, 51
결절간구	결절사이고랑	intertubercular[bicipital] groove	51, 87
경	목	neck	20, 22
경골	정강뼈[경골]	tibia	57, 58, 62
경골조면	정강뼈거친면	tuberosity of tibia	57, 98
경골체	정강뼈몸통	body of tibia	58
경돌설골근	붓목뿔근	stylohyoid m.	76
경비관절	정강종아리관절	tibiofibular joint	58
경상돌기	붓돌기	styloid process	41, 43, 52
경장근	긴목근	longus colli m.	78
경최장근	목가장긴근	longissimus cervicis m.	77
경추	목(척추)뼈(첫째-일곱째)[경추골]	cervical vertebrae (first-sevent)	43, 45, 70
경판상근	목널판근	splenius cervivis m.	78
고관절	엉덩관절	hip joint	56, 61
고환(정소)거근	고환올림근	cremaster m.	81, 82
골간	뼈몸통	diaphysis	30, 35
골간막	뼈사이막	interosseous membrane	53, 58
골단	뼈끝	epiphysis	30, 35, 38
골단선	뼈끝선	epiphyseal line	30, 36
골단연골	뼈끝연골	epihphyseal cartilage	35
골반	골반	pelvis	20, 55, 95
골반강	골반안[골반강]	pelvic cavity	23
골수강	골수공간[뼈속질공간]	marrow cavity	36
골막	뼈바깥막	periosteum	
과간와	융기사이오목	intercondylar fossa	57
과간융기	융기사이융기	intercondylar eminence	62
과상관절	두융기관절	bicondylar joint	38
과신전	젖힘	hyperextension	21, 60

관골(협골)	광대뼈	zygomatic bone	55, 56
관골	볼기뼈	hip bone	55
관골구	볼기뼈절구	acetabulum	57, 61
관상봉합	관상봉합	coronal suture	41
관절강	관절공간	articular cavity	38
관절낭	관절주머니	articular capsule	38, 60
관절돌기	관절돌기	condylar process	43, 45, 47
관절면	관절면	articular surface	30, 38, 47
관절반월	관절반달	articular meniscus	62
관절상결절	관절위결절	supraglonoid tubercle	49
관절연골	관절연골	articular cartilage	29, 30, 35
관절와	관절오목	articular fovea	28, 38, 51
관절하결절	관절아래결절	infraglenoid tubercle	49, 87
광경근	넓은목근	platsyma	75
광배근	넓은등근	latissimus dorsi m.	70, 86, 92
교근	깨물근	masseter m.	75
구(구상)관절	절구관절	spheroidal joint	38, 49
구각거근	입꼬리올림근	levator anguli oris m.	74
구개골	입천장뼈	palatine bone	40
구상돌기	갈고리돌기	coronoid process	51, 53
구상돌기와	갈고리오목	coronoid fossa	52
굴곡	굽힘	flexion	21
굴근	굽힘쪽	flexor	51, 86, 90
극간근	가시사이근육	interspinales m.	72
극간인대	가시사이인대	interspinal ligaments	69
극근	가시근	spinalis m.	73
극돌기	가시돌기	spinous process	45, 69, 72
극상근	가시위근	suprapinatus m.	51, 83, 92
극상와	가시위오목	suprapinatus fossa	86
극상인대	가시끝인대	supraspinal ligaments	51, 83, 86

극하근	가시아래근	infraspinatus m.	51
극하와	가시아래오목	infrapinatus fossa	49, 86
근	근육	muscle	32, 67, 75
근내막	근육섬유막	endomysium	66
근두	갈래	head	67
근막	근막	fascia	66
근외막	근육다발막	perimysium	66
근위	몸쪽	proximal	21, 38, 54
기시	이는곳	origin	67, 69

----나----

내과	안쪽복사	medial malleolus	58
내늑간근	속갈비사이근	internal intercostal m.	79
내복사근	배속빗근	internal oblique	81, 82
내이도	속귀길	internal acoustic meatus	117
내전	모음	adduction	21, 57, 61
내측광근	안쪽넓은근	vastus medialis m.	98
내측반월	안쪽발달	medial meniscus	62
내측상과	안쪽위관절융기	medial epicondyle	87, 90, 106
내측연	안쪽모서리	medial margin	22, 49, 70
내측익돌근	안쪽날개근	medial pterygoid m.	75
내측측부인대	안쪽곁인대	medial collateral ligament	62
내폐쇄근	속폐쇄근	obturator internus m.	
뇌두개골	뇌머리뼈[뇌두개골]	cranium	39
누골	눈물뼈	lacrimal bone	42
늑간극	갈비사이공간	intercostal space	46
늑골	갈비뼈(첫째-열두째)[늑골]	rib	39, 47
늑골거근	갈비올림근	levatores costarum m.	72
늑골경	갈비뼈목	neck of rib	
늑골궁	갈비뼈활	costal arch	47, 80

늑골면	갈비면	costal surface	49
늑골절흔	갈비패임	costal notch	47
늑골체	갈비뼈몸통	body of rib	
늑쇄인대	갈비빗장인대	costodiaphramatic recess	
늑연골	갈비뼈연골[늑연골]	costal cartilage	30, 47, 78
늑추관절	갈비척주관절	costovertebral joints	
늑하근	갈비밑근	subcostal m.	79
다우상근	뭇깃근육	multipennate	67

---- 다 ----

단골	짧은뼈	short bone	36
단내전근	짧은모음근	adductor brevis m.	98, 100
단두	짧은갈래	short head	87, 102
단무지굴근	짧은엄지굽힘근	flexor hallucis brevis m.	88, 94
단무지굴근	짧은엄지굽힘근	flexor pollicus brevis m.	88, 94, 109
단무지신근	짧은엄지폄근	extensor hallucis brevis m.	90, 107, 109
단무지신근	짧은엄지폄근	extensor pollicis brevis m.	90
단무지외전근	짧은엄지벌림근	adductor pollicis brevis m.	91, 94
단비골근	짧은종아리근	peroneus brevis m.	104
단소지굴근	짧은새끼굽힘근	flexor digiti minimi brevis m.	94, 107
단요측수근신근	짧은노쪽손목폄근	extensor carpi radialis brevis m.	91
단지굴근	짧은발가락굽힘근	flexor digitorum brevis m.	107, 109
단지신근	짧은발가락폄근	extensor digitorum brevis m.	107
담낭	쓸개주머니	gallbladder	152
대결절	큰결절	greater tubercle	22, 51, 78
대결절릉	큰결절능선	crest of greater tubercle	78, 86
대골반	큰골반	greater pelvis[false pelvis]	55
대관골근	큰광대근	zygomaticus major m.	73
대내전근	큰모음근	adductor magnus m.	98, 100
대능형골	큰마름뼈	trapezium	54, 94
대능형근	큰마름근	rhomboid major m.	70

대동맥열공	대동맥구멍	aortic hiatus	
대둔근	큰볼기근	gluteus maximus m.	95
대립	맞섬	opposition	
대만	큰굽이	greater curvature	150
대요근	큰허리근	psoas major m.	95
대원근	큰원근	teres major m.	49, 70, 83
대전자	큰돌기	greater trochanter	23, 57
대정맥공	아래대정맥구멍	vena caval foramen	
대천문	앞숫구멍	anterior fontanelle	41
대퇴	넓적다리	thigh	20
대퇴골	넙다리뼈[대퇴골]	femur	23, 54, 57
대퇴골경	넙다리뼈목	neck of femur	57
대퇴골두	넙다리뼈머리	head of femur	22, 56, 61
대퇴골두와	넙다리뼈오목	fovea of head of femur	
대퇴골두인대	넙다리뼈머리인대	ligament of femoral head	61
대퇴골체	넙다리뼈몸통	body of femur	
대퇴근막	넙다리근막	fascia lata	
대퇴근막장근	넙다리근막긴장근	tensor fasciae latae m.	96
대퇴방형근	넙다리네모근	quadratus femoris m.	96
대퇴사두근	넙다리네갈래근	quadriceps femoris m.	62, 96
대퇴이두근	넙다리두갈래근	biceps femoris m.	100, 102
대퇴직근	넙다리곧은근	rectus femoris m.	97
대후두공	큰구멍	foramen magnum	43, 114
대흉근	큰가슴근	pectoralis major m.	48, 78, 86
두	머리	head	20, 22
두개강	머리뼈공간[두개강]	cranial cavity	23, 43, 111
두개연골결합	머리뼈유리연골결합	cranial synchondrosis	
두극근	머리가시근	spinalis capitis m.	
두반극근	머리반가시근	semispinalis capitis m.	
두상골	콩알뼈	pisiform bone	54, 90, 94

두장근	긴머리근	longus capitis m.	
두정골	마루뼈[두정골]	parietal bone	39, 41
두측	머리쪽	cranial	21
두판상근	머리널판근	splenius capatis m.	78
둔근조면	볼기근거친면	gluteal tuberosity	96
둔부	볼기	gluteal region	98, 123
등,배	등	back	21, 58, 72

----라----

람다	시옷점	lambda	41
람다상봉합	시옷봉합	lambdoid suture	41

----마----

말절골	끝마디뼈	distal phalanges	54, 90
말초	말초	phripheral	111, 116, 119
구간골	몸통뼈대	axial skeleton	38, 43
무지	엄지발가락	great[first] toe	90, 94
무지구	엄지두덩	thenar eminence	
무지내전근	엄지모음근	adductor pollicis m.	94, 107, 109
무지대립근	엄지맞섬근	opponens pollicis m.	94
무지외전근	엄지벌림근	abductor hallucis m.	107, 109
미간	눈썹활사이	glabella	73
미골	꼬리뼈	coccyx	45, 55, 69
미상엽	꼬리엽	caudate lobe	152
미측	꼬리쪽	caudal	21

----바----

박근	두덩정강근	gracilis m.	98, 100, 102
반극근	반가시근	semispinalis m.	
반우상근	반깃근육	unipennate muscle	67
발,족	발	foot	109
발꿈치,종	발꿈치	heel	59

발등,족배	발등	dorsi	107, 123, 141
발바닥,족척	발바닥	plantae	21, 36, 107
방광	방광	urinary bladder	55, 123
방추상근	방추근육	fusiform muscle	67
방형엽	네모엽	quadrate lobe	152
방형회내근	네모엎침근	pronator quadratus m.	88, 90
배,복	배	abdomen	69
배측굴곡	등굽힘	dorsal flexion	104
배측골간근	등쪽뼈사이근	dorsal interosseus m	94, 107
백선	백색선	linea alba	81, 82
복직근	배곧은근	rectus abdominis m.	48, 81
복직근초	배곧은근집	rectus sheath	78, 81
복측	배쪽	ventral	21
복횡근	배가로근	transversus abdominis m.	81, 82
봉공근	넙다리빗근	sartorius m.	98
봉합	봉합	suture	36, 41
부신	부신[콩팥위 샘]	suprarenal(adrenal) gland	
부신압흔	부신자국	suprarenal impression	
부(유)늑골	뜬갈비뼈(열한째-열두째)	floating ribs(eleventh-twelfth)	47
불규칙골	불규칙뼈	irregular bone	36
비강	코안	nasal cavity	148
비골	종아리뼈	fibula	57, 63, 104
비골	코뼈[비골근]	nasal bone	42
비골두	종아리뼈머리	head of fibula	58, 102, 106
비골절흔	종아리패임	fibula notch	
비골체	종아리뼈몸통	body of fibula	106
비근	코근	nasalis m.	73, 74
비복근	장딴지근	gastrocnemius m.	106
비연골	코연골	nasal cartilages	
비익	콧방울	wing of nose	

백선	백색선	linea alba	81, 82
복직근	배곧은근	rectus abdominis m.	48, 81
복직근초	배곧은근집	rectus sheath	78, 81
복측	배쪽	ventral	21
복횡근	배가로근	transversus abdominis m.	81, 82
봉공근	넙다리빗근	sartorius m.	98
봉합	봉합	suture	36, 41
부신	부신[콩팥위 샘]	suprarenal(adrenal) gland	
부신압흔	부신자국	suprarenal impression	
부(유)늑골	뜬갈비뼈(열한째-열두째)	floating ribs(eleventh-twelfth)	47
불규칙골	불규칙뼈	irregular bone	36
비강	코안	nasal cavity	148
비골	종아리뼈	fibula	57, 63, 104
비골	코뼈[비골근]	nasal bone	42
비골두	종아리뼈머리	head of fibula	58, 102, 106
비골절흔	종아리패임	fibula notch	
비골체	종아리뼈몸통	body of fibula	106
비근	코근	nasalis m.	73, 74
비복근	장딴지근	gastrocnemius m.	106
비연골	코연골	nasal cartilages	
비익	콧방울	wing of nose	

---- 사 ----

사각근	앞목갈비근	scalenus m.	77
사골	벌집뼈[사골]	ethmoid bone	42
삼각골	세모뼈	triangular bone	54
삼각근	세모근육	triangular m.	
삼각근	어깨세모근	deltoid m.	23, 51, 86
삼각근조면	세모근거친면	deltoid tuberosity	87
상각	위각	superior angle	49, 70
상관절면	위관절면	superior articular surface	

상구	위구역	superior segment	47
상단	위끝	superior extremity	91, 98
상쌍자근	위쌍동이근	superior gemellus m.	96
상악골	위턱뼈[상악골]	maxilla	36, 40
상연	위모서리	superior margin	49
상엽	위엽	superior lobe	
상완	위팔	arm	20, 48
상완골	위팔뼈[상완골]	humerus	23, 48, 51
상완골두	위팔뼈머리	head of humerus	49, 60
상완골소두	위팔뼈작은머리	capitulum of humerus	51, 60
상완골체	위팔뼈몸통	body of humerus	51
상완골활차	위팔뼈도르래	trochlea of humerus	51, 53, 60
상완근	위팔근	brachialis m.	53
상완삼두근	위팔세갈래근	triceps brachii m.	49
상완이두근	위팔두갈래근	biceps brachii m.	49, 51
상완이두근건막	위팔두갈래널힘줄	bicipital aponeurosis	49, 51
상요척관절	몸쪽노자관절	proximal redioulnar joint	53
상지	팔	upper limbs	20, 69, 143
상지대	팔이음뼈	shoulder girdle	83
상항선	위목덜미선	superior nuchal line	43, 69, 78
상행결장	오름주름창자	ascending colon	148, 151
상후거근	위뒤톱니근	serratus posterior superior m.	71, 72
새끼손가락,소지	새끼손가락	little[fifth] finger	94
서골	보습뼈[서골]	vomer	40, 42
서혜인대	샅고랑인대	inguinal ligament	82, 141
설골	목뿔뼈[설골]	hyoid bone	39, 40, 41
설골상근	목뿔위근육	suprahyoid m.	76
설골설근	목뿔혀근	hyoglossus m.	76
설골하근	목뿔아래근육	infrahyoid muscles	41, 76
설근	혀근육	muscles of tongue	41, 76

설근	혀뿌리	root of tongue	
설입방관절	쐐기입방관절	cuneocuboid joint	
섬유막	섬유막	fibrous membrane [fibrous layer]	
섬유연골결합	섬유연골결합	symphysis	
소결절	작은결절	lesser tubercle	51
소결절릉	작은결절능선	crest of lesser tubercle	70, 86
소골반	작은골반	lesser pelvis[true pelvis]	55
소근	입꼬리당김근	risorius m.	93, 107
소능형골	작은마름뼈	trapezoid bone	54
소능형근	작은마름근	rhomboid minor m.	70
소둔근	작은볼기근	gluteus minimus m.	96
소만	작은굽이	lesser curvature	150
소엽	소엽	lobule	
소요근	작은허리근	psoas minor m.	95
소원근	작은원근	teres minor m.	49, 51, 83
소전자	작은돌기	lesser trochanter	57
소지	새끼발가락	little[fifth] toe	94, 109
소지구	새끼두덩	hypothenar eminence	
소지대립근	새끼맞섬근	opponens digiti minimi m.	94, 107
소지신근	새끼폄근	extensor digiti minimi m.	94
소지외전근	새끼벌림근	abductor digiti minimi m.	94, 107
소천문	뒤숫구멍	posterior fontanelle	
소흉근	작은가슴근	pectoralis minor m.	
손(수)	손	hand	21, 53
손등,수배	손등	dorsum of hand	90
손바닥,수장	손바닥	palm of hand	18, 21, 36
쇄골	빗장뼈	clavicle	48, 63, 75
쇄골절흔	빗장패임	clavicular notch	48
쇄골체	빗장뼈몸통	body of clavicle	48
쇄골하근	빗장밑근	subclavius m.	63, 78

쇄골하정맥구	빗장밑정맥고랑	croove for subclavian	
수골	손뼈	bones of hand	53
수관절	손관절	articulations of hand	52, 60
수근	손목	wrist	60, 90, 93
수근간관절	손목뼈사이관절	intercarpal joint	
수근골	손목뼈	carpal bones	36, 48, 53
수근관절	손목뼈관절	carpal joint	90
수근중수(장골)관절	손목손허리관절	carpometacarpal joint	
수장건막	손바닥널힘줄	palmar aponeurosis	
수지절간관절	손가락뼈사이관절	interphalangeal joint	
슬개골	무릎뼈[슬개골]	patella	54, 56, 57
슬개인대	무릎뼈인대	patellar ligament	57, 58, 98
슬관절	무릎관절	knee joint	38, 57, 62
슬십자인대	무릎십자인대	cruciate ligament of knee	62
슬와	다리오금	popliteal fossa	
슬와근	오금근	popliteus m.	
슬횡인대	무릎가로인대	transverse ligament of knee	
승모근	등세모근	trapezius m.	43, 49, 69
시상봉합	시상봉합	sagittal suture	41
시지신근	집게폄근	extensor indicis m.	91
신근	폄쪽	extensor	51, 91, 105
신근지대(신근건막)	폄근지지띠	extensor retinaculum	93
신장	콩팥[신장]	kidney	25, 129
신장동맥	콩팥동맥	renal arteries	
신전	폄	extension	21, 51, 60
신정맥	콩팥정맥	veins of kidney	140
심압흔	심장자국	cardiac impression	
신장절흔	(왼허파)심장패임	cardiac notch(of left lung)	
심지굴근	깊은손가락굽힘근	flexor digitorum profunfus m.	87, 90, 94
십이지장압흔	샘창자자국	duodenal impression	

----아----

악관절	턱관절	temoromandibular joint	43
악설골근	턱목뿔근	mylohyoid m.	76
악이복근	두힘살근	digastric	76
안관절	안장관절	saddle joint	38
안면근	얼굴근육	facial muscles	117
안면두개골	얼굴머리뼈	facial cranium	39, 40
안와	눈확[안와]	orbit	
안륜근	눈둘레근	orbicularis oculi m.	74
액와	겨드랑	axilla[axillary fossa]	137
얼굴,안면	얼굴	face	20, 22, 39
연골결합	유리연골결합	synchondrosis	36
오구견봉인대	부리어깨봉우리인대	coracoacrtmial ligament	59
오구돌기	부리돌기	coracoid process	49, 78, 87
오구상완인대	부리위팔인대	coracohumeral ligament	59
오구쇄골인대	부리빗장인대	coracoclavicular ligament	59
오구완근	부리위팔근	coracobrachialis m.	49, 86, 119
완요골근	위팔노근	brachioradialis m.	90
완척관절	위팔자관절	humeroulnar joint	
외	바깥	external	
외(측)회전(회의)	가쪽돌림	lateral roation	21
외과	가쪽복사	lateral malleolus	58
외과경	외과목	surgical neck	51, 86
외늑간근	바깥갈비사이근	external intercostal m.	79
외번	가쪽번짐	eversion	
외복사근	배바깥빗근	external obliques	81
외이도	바깥귀길	external acoustic meatus	42
외전	벌림	abduction	21, 27, 60
외측과	가쪽관절융기	lateral condyle	57, 123
외측광근	가쪽넓은근	vastus lateralis m.	98

외측반월	가쪽반달	lateral meniscus	62
외측상과	가쪽위간절융기	lateral eicondyle	51, 87, 106
외측연	가쪽모서리	lateral margin	49, 86
외측익돌근	가쪽날개근	lateral pterygoid m.	75
외측측부인대	가쪽곁인대	lateral collateral ligament	62
외폐쇄근	바깥폐쇄근	obturator erxternus m.	96, 98, 100
외후두융기	바깥뒤통수뼈융기	external occipital protuberance	43, 69
요(골)측	노쪽	radial	87
요골	노뼈	radius	48, 52, 60
요골두	노갈래	radial head	51, 52, 60
요골신경구	노신경고랑	groove for radial nerve	81, 87
요골조면	노뼈거친면	radial tuberosity	52, 87
요골체	노뼈몸통	body of radius	90
요방형근	허리네모근	quadratus lumborum m.	82
요선관절	허리엉치관절	lumbosacral joint	
요추골	허리뼈(첫째-다섯째)	lumbar vertebrae(first-fifth)	43, 47
요추부	허리부분	lumbar part	47
요측수근굴근	노쪽손목굽힘근	fiexor carpi radialis m.	87, 90
우엽	오른엽	right lobe	152
원위	먼쪽	distal	21, 53
원회내근	원엎침근	pronater teres m.	87, 90
위저	위바닥	fundus of stomach	150
위점막주름	위점막주름	gastric folds	
위체	위몸통	body of stomach	150
유구골	갈고리뼈	hamate bone	54, 94
유두골	알머리뼈	capitate bone	54, 90, 94
유문	날문	pylorus	150
유양돌기	꼭지돌기	mastoid process	22, 43, 73
윤상인대	고리인대	annular ligament	61
이(턱)근	턱끝근	mentalis m.	79

이상근	궁둥구멍근	piriformis m.	96
이소골	귓속뼈	auditory ossicles	38, 39, 40
익돌근	날개근	pterygoid	75
인대	인대	ligament	30, 35, 75
인대결합	인대결합	syndesmosis	36
인상봉합	비닐봉합	squamous suture	42, 43
입방골	입방뼈	cuboid bone	59, 106, 109

---- 자 ----

자유상지골	자유팔뼈	bones of free upper limbs	39, 48, 51
자유하지골	자유다리뼈	bones of free lower limb	39, 54
장경인대	엉덩정강근막띠	iliotibial tract	96, 97, 101
장골	긴뼈	long bone	35, 49, 56
장골근	엉덩근	iliacus m.	95
장골대퇴인대	엉덩넙다리인대	iliofemoral ligament	61
장내전근	긴모음근	adductor longus m.	98, 100
장늑근	엉덩갈비근	iliocostalis m.	
장무지굴근	긴엄지굽힘근	flexor hallucis longus m.	88, 99, 106
장무지굴근	긴엄지굽힘근	flexor pollicis longus m.	105, 106
장무지신근	긴엄지폄근	extensor hallucis longus m.	104, 105
장무지신근	긴엄지폄근	extensor pollicis longus m.	90, 91
장무지외전근	긴엄지벌림근	abtuctor policis longus m.	90, 91
장비골근	긴종아리근	peroneus longus m.	104
장요근	엉덩허리근	iliopsoas m.	95
장요측수근신근	긴노쪽손목폄근	extensor carpi radialis longus m.	91
장장근	긴손바닥근	palmaris longus m.	87, 90
장지굴근	긴발가락굽힘근	flexor digitorum longus m.	106, 109
장지신근	긴발가락폄근	extensor digitorum longus m.	104, 105
장골릉	엉덩뼈능선	iliac crest	23, 70, 82
장측골간근	바닥쪽뼈사이근	palmar interosseus m.	94
저작근	씹기근육	muscles of mastication	73, 74, 117

전거근	앞톱니근	serratus anterior m.	49, 69, 78
전경골근	앞정강근	tibialis anterior m.	104, 105
전두골	이마뼈[전두골]	frontal bone	36, 40, 41
전두근	이마힘살	frontal belly	73
전두직근	앞머리곧은근	rectus capitis anterior m.	78
전사각근	앞목갈비근	scalenus anterior m.	77
전십자인대	앞십자인대	anterior cruciate ligament	62
전완	아래팔	forearm	20, 48, 90
전자간선	돌기사이선	intertrochanteric line	56, 57
접번관절	경첩관절	hinge joint	38, 57, 62
접형골	나비뼈	sphenoid bone	36, 39
제1늑골	첫째갈비뼈	first rib	47, 78, 119
제1중수골	셋째손허리뼈	third metacarpal bone	91, 94
제2늑골	둘째갈비뼈	second rib	129
제삼비골근	셋째종아리근	peroneus tertius m.	104, 105
조선	거친선	linea aspera(aspera line)	56
족골	발뼈	bones of foot	54
족관절	발관절	ankle joint	58, 63
족근골	발목뼈	tarsal bones	36, 54, 59
족근중족관절	발목발허리관절	tarsometatasal joints	59
족저근	장딴지빗근	plantaris m.	106
족저근막	발바닥근막	fascia of planta m.	108
족저방형근	발바닥네모근	quadratus plantae m.	107, 109
종골	발꿈치뼈	calcaneus	59, 63, 109
종골건(아킬레스건)	발꿈치힘줄[아킬레스힘줄]	calcaneal tendon(achilles tendon)	106
종골융기	발꿈치뼈융기	calcaneal process	106, 109
종비인대	발꿈치종아리인대	calcaneofibular ligament	63
종입방관절	발꿈치입방관절	calcaneocuboid joint	
종입방인대	발꿈치입방인대	calcaneocuboid ligament	
종자골	종자뼈	sesamoid bones	57

종주인대	발꿈치발배인대	calcaneonavicular ligament	
좌골	궁둥뼈[좌골]	ischium	56
좌골결절	궁둥뼈결절	ischial tuberosity	22, 100
좌골대퇴인대	궁넙다리인대	ischiofemoral ligament	61
좌엽	왼엽	left lobe	151, 152
좌폐	왼허파	left lung	
좌폐첨	왼허파꼭대기	apex of left lung	
주관절	팔꿉관절근	elbow joint	38, 51, 60
주근	팔꿈치근	anconeus m.	86, 87
주두	팔꿈치머리	olecranon	51, 53, 87
주두와	팔꿈치오목	olecranon fossa	51
주상골	발배뼈	navicular bone	52, 54, 59
주상골	손배뼈	scaphoid	52, 59, 94
주와	팔오금	cubital[antecubital] fossa	
중간	중간	intermediate	54, 113, 153
중간광근	중간넓은근	vastus intermedius m.	98
중둔근	중간볼기근	gluteus medius m.	95, 102
중사각근	중간목갈비근	scalenus medius m.	77
중수(장)골	손허리뼈(첫째-다섯째)	metacarpal bones(first-fifth)	48, 53, 93
중수(장)골저	손허리뼈바닥	base of metacarpal bones	91
중엽	중간엽	middle lobe	
중절골	중간마디뼈	middle phalanges	54, 90
지골	발가락뼈	phalanges	
지신근	손가락폄근	extensor digitorum m.	90, 94
지절골	손가락뼈	phalanges	
진성늑골	참갈비뼈(첫째-일곱째)	true ribs(first-seventh)	47

----차----

차축관절	중쇠관절	pivot joint	38
척골	자뼈	ulna	23, 48, 53
척골두	자뼈머리	head of ulna	90

척골신경구	자신경고랑	groove for ulnar nerve	52
척골조면	자뼈거친면	tuberosity of ulna	53, 87
척골체	자뼈몸통	body of ulna	90
척주	척주	vertebral column	43, 72, 81
척주기립근	척주세움근	erector spinae m.	72, 82
척추골	척추뼈	vertebra	36, 39, 45
저측	발바닥쪽	plantar	21
저측골간근	바닥쪽뼈사이근	plantar interosseous m.	107, 109
척측수근굴근	자쪽손목굽힘근	flexor carpi ulnaris m.	87, 90, 120
척측수근신근	자쪽손목폄근	exrensor csrpi ulnaris m.	90
선골[천골]	엉치뼈[첫째-다섯째]	sacrum[first-fifth sacral vertebrae]	36, 45, 47
천지굴근	얕은손가락굽힘근	flexor digitorum superficialis m.	87, 90
체(골간)	몸통	body	31
총간관	온간관	common hepatic duct	152
총담관	온쓸개관	common bile duct	151
최장근	가장긴근	longissimus m.	73
추간(섬유연골)결합	척추사이결합	intervertebral symphysis	30
추간공	척추뼈사이구멍	intervertebral foramen	118
추간원판	척추사이원반	intervertebral disc	30, 45
추공	척추뼈구멍	vertebral foramen	44, 45, 119
추미근	눈썹주름근	corrugator m.	73
추체	척추뼈몸통	body of vertebra	126
추체	척추뼈몸통	body of vertebra	45
추체근	배세모근	pyramidal m.	81
축추(제2경추)	중쇠뼈	axis[second cervical vertebra]	22, 45
충수	막창자꼬리	vermiform appendix	148
충양근	벌레근	lumbrical m.	94, 107, 109
췌관	이자근	pancreatic duct	153
췌두	이자머리	head of pancreas	153
췌미	이자꼬리	tail of pancreas	153

췌체	이자몸통	body of pancreas	153
측두골	관자뼈	temporal bone	22, 36, 39
측두근	관자근	temporalis m.	74, 75
측부인대	곁인대	collateral ligaments	62
치골	두덩뼈	pubis	30, 36, 56
치골결절	두덩뼈결절	pubic tubercle	81, 100
치골결합	두덩결합	pubic symphysis	30, 36, 56
치골근	두덩근	pectineus m.	98, 100
치골대퇴인대	두덩넙다리인대	pubofemoral ligament	61

---- 타 ----

타원관절	타원관절	ellipsoidal[condylar] joint	38, 60

---- 파 ----

팽대	팽대	ampulla	115
편평골	납작뼈	flat bone	36, 56
평면관절	평면관절	plane joint	38, 59
폐쇄공	폐쇄구멍	obturator foramen	55
폐첨	허파꼭대기	apex of lung	
폐포	허파꽈리[폐포]	pulmonary alveoli	
피근	피부근육	cutaneous muscle	73, 75
피질	콩팥겉질	renal cortex	125

---- 하 ----

하각	아래각	inferior angle	49, 86
하관절면	아래관절면	inferior articular	
하면	아래면	inferior surface	43, 47, 57
하비갑개	아래코선반	inferior nasal concha	40
하수체	뇌하수체	pituitary gland	
하쌍자근	아래쌍둥이근	inferior gemellus m.	96
하악골	아래턱뼈	mandible	40, 43, 75
하지	다리	lower limb	20, 90, 145

하지대	다리이음뼈	pelvic girdle	54
하퇴골간막	종아리뼈사이막	crural interosseous membrane	106
하퇴삼두근	종아리세갈래근	trieceps surae m.	106
하행결장	내림(주름)창자	descending colon	151
하후거근	아래뒤톱니근	serratus posterior inferior m.	71, 72
하후장골극	아래뒤엉덩뼈가시	posterior inferior iliac spine	55
함기골	공기뼈	pneumatic bone	36
항인대	목덜미인대	nuchal ligament	43, 69, 78
항문	항문	anus	147
해면골(질)	해면뼈	spongy[cancellous] bone	36
해부경	해부목	anatomical neck	51
협근	볼근	buccinator m.	73, 74
호흡세기관지	호흡세기관지	respiratory bronchiole	
환추(제1경추)	고리뼈[환추골]	atlas[first cervical vertebra]	43, 45, 118
환추십자인대	고리십자인대	cruciate ligament of atlas	
환추횡인대	고리가로인대	transeverseligament of atlas	
환추후두관절	고리뒤통수관절	atlanto-occipital joint	43, 45
활액낭	유활주머니	synovial bursa	38
활액막	윤활막	synovial membrane [synovial layer]	38
활차절흔	도르래패임	trochlear notch	50, 51, 60
황색골수	황색골수[황색뼈속질]	yellow marrow	30
회내	엎침	pronation	21, 78, 86
회선	휘돌림	circumduction	21, 69
회선근	돌림근	rotator m.	
회외	뒤침	supination	21, 86, 95
회외근	손뒤침근	supinator m.	90
회전	돌림	rotation	21, 38, 60
횡격막	가로막	diaphragm	82, 146
횡돌기	가로돌기	transverse process	45, 70, 73
횡돌기간근	가로돌기사이근육	interansversarii muscle	72

횡돌기간인대	가로사이인대	interansverse ligament	
횡돌기공	가로구멍	foramen transversarium	136
횡행결장	가로(주름)창자	transvere colon	151
후경골근	뒤정강근	tibialis posterior m.	106
후경비인대	뒤정강종아리인대	posterior tibiofibular lagament	
후경삼각	뒤목삼각	posterior tringle of neck	
후두골	뒤통수뼈[후두골]	occipital bone	39, 41, 78
후두과	뒤통수뼈관절융기	occipital condyle	43, 45
후두근	후두근육	laryngeal muscles	
후두융기	후두융기	occipital protuberance	43
후사각근	뒤목갈비근	scalenus posterior m.	77
후십자인대	뒤십자인대	posterior cruciate ligament	62
후이개근	뒤귓바퀴근	auricularis posterior m.	74
흉강	가슴안	thoracic cavity	23, 47, 78
흉골	복장뼈	sternum	129, 145
흉골갑상근	복장방패근	sternothyroid m.	76
흉골단	복장끝	sternal end	48, 75, 78
흉골병	복장뼈자루	manubrium of sternum	47, 75
흉골설골근	복장목뿔근	sternohyoid m.	76
흉골체	복장뼈몸통	body of sternum	47, 48
흉곽상구	위가슴우리문	superior thoracic aperture	47
흉곽하구	아래가슴우리문	inferior thoracic aperture	47
흉늑관절	복장갈비관절	sternocostal articulations	48
흉막	가슴막[흉막]	pleura	81
흉부	가슴	sternoclavicular joint	45, 78, 140
흉쇄관절	복장빗장관절	sternoclavicular joint.	48, 49
흉쇄유돌근	빗목근	sternocleidomastoid m.	43, 48, 75
흉최장근	등가장긴근	longissimus thotacis m.	72
흉추골	등(척추)뼈(첫째-열두째)	thoracic vertebrae (first-twelfth)	43, 45, 47
흉횡근	가슴가로근	tansversus thoracis m.	

참 고 문 헌

1. 고문사, 영한해부학사전, 서울, 1981.
2. 김무강 외, 기본 인체 해부학, 서울, 1981.
3. 김방철 역, 스포츠 해부학, 서울, 금광, 1988.
4. 김원식, 기능해부학, 대전, 충남대학교 출판부, 2000.
5. 김종훈 외, 운동 해부학, 서울, 교학연구사, 1991.
6. 민유정, 해부학용어, 서울, 대경, 1998.
7. 박인기외, 스포츠마사지와 테이핑, 대전 충남대학교 출판부, 2000.
8. 박인기외, 운동해부학, 대전 도서출판 보성, 1998.
9. 藤田恒太郎, 體育 解剖學, 東京, 日本體育社, 1975.
10. Henry Gray. Anatomy of the Human Body, Lea & Febiger, philadelphia, 1985.
11. Joseph E. Donnelly. Living Anatomy, Human Kinetics Publishers, Inc. Champains, Illinois, 1982.
12. Wynn Kapit & Lawrence M. Elson. The Anatomy Coloring Book, Harper & Publishers, Inc. New York, 1977.
13. Rohen & Yokochi. Color Atlas of Anatomy, Igaku-shoin, New York, 1983.

―― 저 자 소 개 ――

박인기
- 공주사범대학 졸업
- 충남대학교 교육대학원 졸업
- 한양대학교 대학원 졸업(이학박사)
▶ 현 충남대학교 명예교수

강경환
- 공주대 체육교육과 졸업
- 뉴멕시코 주립대학 졸업(이학박사)
▶ 현 건양대학교 교수

김정수
- 공주사범대 체육교육과 졸업
- 한양대학교 대학원 졸업(이학박사)
▶ 현 공주대학교 교수

현광석
- 충남대학교 체육교육과 졸업
- 고려대학교 대학원 졸업(이학박사)
▶ 현 고려대학교 초빙교수

운동해부학

인 쇄 : 2013년 3월 5일
발 행 : 2013년 3월 11일

공 저 : 박인기 · 강경환 · 김정수 · 현광석
발행인 : 박 상 규
발행처 : 도서출판 보 성

주 소 : 대전광역시 동구 삼성2동 318-31
전 화 : (042)673-1511 / 635-1511
등록번호 : 61호

ISBN 978-89-6236-020-2 93690

정가 12,000원